悦读中医

（第一辑）

中国中医药出版社 编

不放逸、
不抱怨

从 **21** 天开始

本期主编（志愿者）

刘观涛　刘良海　张晓东

本期编委（志愿者）

路在脚下　勤　古　李泓佳

U03307653

中国中医药出版社

·北 京·

图书在版编目（CIP）数据

悦读中医，第1辑/中国中医药出版社编.—北京：中国中医药
出版社，2014.8

ISBN 978-7-5132-1970-9

Ⅰ.①悦…　Ⅱ.①中…　Ⅲ.①中医学—基本知识　Ⅳ.①R2

中国版本图书馆CIP数据核字（2014）第167472号

中国中医药出版社出版

北京市朝阳区北三环东路28号易亨大厦16层

邮政编码　100013

传真　010 64405750

北京亚通印刷有限责任公司印刷

各地新华书店经销

*

开本 710×1000　1/16　印张 9.25　字数 104 千字

2014 年 8 月第 1 版　2014 年 8 月第 1 次印刷

书号　ISBN 978-7-5132-1970-9

*

定价　25.00 元

网址　www.cptcm.com

社长热线　010 64405720

购书热线　010 64065415　010 64065413

微信服务号　zgzyycbs

书店网址　csln.net/qksd/

官方微博　http://e.weibo.com/cptcm

前言

作为直属于国家中医药管理局的唯一国家级中医药专业出版社，中国中医药出版社于今年创建了"悦读中医""中医出版""养生正道"等多个微信订阅号。编辑从累积出版的五千余种图书中，每天选择读者喜爱的精粹文章，通过微信订阅号发送到读者的手机。

中国中医药出版社的专业品质，既能确保数字阅读快捷便利，又能确保专业内容准确无谬。"悦读中医"等微信号很快成为深受读者欢迎的"掌上中医"精品。根据读者反馈，我社又开始创办与手机阅读一体化的《悦读中医》丛刊（"图书精粹＋微信互动"数字出版物）不定期连续出版，使得传统读书与手机阅读"比翼齐飞"。但此举尚属探索，望读者诸君批评指正！

《悦读中医》每辑推出七篇"越读越过瘾"的文章，让您从周一到周日，天天悦读和分享。

中国中医药出版社
2014 年 7 月

目录

contents

1. 自学也能成名医：我是怎样走上中医之路的

余国俊 \ 1

2. 针灸入门"一夜通"（史上最励志的真实故事）

娄绍昆 \ 16

3. 创立人薛振声老大夫谈"十年一剑全息汤"

薛振声 \ 32

4. 区区五苓散，能医太多病（最受追捧的讲座）

黄　煌 \ 49

5. 冯世纶：六经八纲守病机，方证对应最尖端

冯世纶 \ 93

6. 追忆胡希恕先生（刘渡舟赵绍琴等六名医会诊故事）

单志华 \ 115

7. 震撼经方界：胡希恕讲辨证施治概要

胡希恕 \ 122

自学也能成名医：
我是怎样走上中医之路的

—— · 作者：余国俊 · ——

编者按

分享喜悦：听课、读书、学中医

这里是全国中医院校师生的"掌上家园"：悦读中医。

志愿者"路在脚下"发来消息，提出"不放逸、不抱怨：从21天开始"的提议，和我们对于"悦读中医"的定位（分享喜悦：听课读书学中医，二十一天好习惯），非常契合。

读完这位"九零后"志愿者发来的信息（详见前页），我们深深为之感动。"不放逸，不抱怨"，是学有所成中医人的精神特质。

今天，我们刊发的《自学也能成名医：我是怎样走上中医之路的》，是四川省名中医余国俊的真实而感人故事，也是"不放逸、不抱怨"的经典案例。

《悦读中医》 读者来信

志愿者"路在脚下"发给悦读中医的提议：

近日刚刚结束高考，我成为了"悦读中医"的读者，并且报名担任中医志愿者。看到征集策划活动方案的消息，我向"悦读中医"提交一个方案，并愿意成为身体力行的组织实施者。

我提议的方案，主题词是"不放逸、不抱怨：从21天开始"。

这个方案，实际是借鉴全球畅销书《不抱怨的世界》提出的理念：

该书作者威尔·鲍温（美国）发起了一项不抱怨活动，邀请每位参加者戴上一个紫手环，只要一察觉自己抱怨，就将手环换到另一只手上，以此类推，直到这个手环能持续戴在同一只手上21天为止（21天是心理学界公认的形成一个习惯的日期）。

我在高中时期已经参加21天不抱怨的活动，真心感到有很大的收获。我做的这个提议，增加了"不放逸"，是希望自己和中医学子能够学到更多东西，而不是放任安逸。"不抱怨"则针对网络时代的吐槽、愤青"时尚"，与其不停地抱怨，不如行动和改变。

我提议这个行动，那就从我做起，从当下做起。

余国俊，四川省名中医，主任中医师。毕业于成都大学（现西南财经大学）政治经济学系，自学中医。其启蒙老师为著名中医简裕光先生，师承导师为现代经方大师江尔逊先生。

我从小喜爱读书，高二、高三时是全班第一名。当年，成绩优异者一般偏重理科，我却喜欢文科，有老师说我"破了天荒"。因我专心学习，有点清高，校方便说我走"白专道路"，我的言行被视为"异端"。如有一位老师课讲得好，我就天真烂漫地建议他写一本书，推广其教学经验。说者无意，听者有心，道貌岸然的老师，竟加油添醋地向上打"小报告"，说我鼓励他"成名成家"。这还了得，校领导在一次大会上铁青着脸，咬牙切齿地骂我"人小鬼大，蛊惑人心"。

最可怕的是，我的毕业鉴定被写上"重知识轻政治"，这是政治淘汰的信号。事实上，我年轻时便立下"经国济世"之志，马克思主义经典著作，特别是《毛泽东选集》，是我最爱读的课外书。我只不过不谙世事，不落俗套罢了。我执意参加1964年的高考，且初衷不改，第一表第一志愿填北京大学哲学系，第二表第一志愿填成都大学政治经济学系。我的高考成绩虽然远远超过北京大学录取分数线，却没有一所名牌大学录取我，连成都大学的录取通知书也姗姗来迟。

进校后方知，我险些落榜。原来，成都大学副校长刘洪康教授（著名哲学家、经济学家、语言学家）本已不录取我，但在回校途经杜甫草堂时，又令坐骑掉头，重返录取地点，毅然将我录取到该校政治经济学系。在大学期间，我经常去杜甫草堂，缅怀和感谢诗圣杜甫的"在天之灵"。

自学之路

我自学中医，纯属偶然。说来话长了，算是一个时代的"机缘巧合"吧。

阴差阳错入医门

1966年秋，学校搞"文革"停了课。我和一些大学生被四川省省委"文革接待站"派到大邑县搞调查，调查组设了一个接待站。有一天轮到我值班，有两位年轻的乡村医生前来"告状"，说他们的老师简裕光，因为"炼丹"为人治病，被诬为"封建迷信"；"丹药"被没收，并被取消了行医资格，七个徒弟也受到株连。当听说简氏丹药配合中草药，治好了不少肝硬化、空洞性肺结核、重度子宫脱垂病人时，我很惊奇，又半信半疑。次日，我骑着一辆破旧自行车，赶赴简氏师徒行医的地区——离县城二十多里的"元兴公社"，现场仔细询问了十多个病人，证明确有其事。我连夜赶写了一份"调查报告"，次晨当面交给县委领导，并"义正辞严"地要求立即"解放"简氏师徒。县委领导找来县卫生科长，迅速落实了此事。那时，"红卫兵"的话犹如"圣旨"。

但我对简氏"丹药"充满了好奇心，必欲亲眼睹其"芳容"而后快，便"得寸进尺"地要求县里划拨一笔科研经费，扶持简氏师徒继续炼丹。我的"冠冕堂皇"的理由是："支持新生事物，为人民健康服务"。县委领导爽快同意，并当场拍板，将大邑城关中学物理实验室作为炼丹的科学实验室。

简氏师徒炼的丹名叫"五色盐精"，其主要原料除食盐外，还有卤碱、硫黄等。我目睹了炼丹的全过程，担心有毒。等丹药炼成后，我便与简老师等一道，专程远赴位于重庆市黄角桠的"四川省中药研究所"请求检验，结果出来了：无毒。谢天谢地，我的担心是多余的。

我"趁热打铁"，要求县里出资，举办了"大邑县实践病院"，由简老师主持，使用"五色盐精"配合中草药，专门收治疑难顽症。因疗效显著，声名鹊起，求治者越来越多，而"实践病院"又是免费治疗，县里经费有限，病人越多，越捉襟见肘，难以为继。

我忧心如焚，便向省卫生厅、成都中医学院、成都军区等单位领导写信，寻求支持。不久，温江专区收编了简氏师徒，成立了"五色盐精研究组"。我仍嫌经费少、规模小、步伐慢，便继续向上写信、寄材料。有一封信打动了成都军区主要领导，他作了"重要批示"后，军区后勤卫生部、成都中医学院先后派人进行了调查。后来，简氏师徒转成全民所有制职工，并以简老师为台柱，成立了"温江地区中草药研究所"（成都市中草药研究所）。

我在好奇心的驱使下，干了一件"轰轰烈烈"的事儿。简氏师徒说，在遇到我之前，他们在当地申诉无门；数次找过调查组其他成员，均告以此事不归他们管。而一找到我，便如"拨云见日"，我不仅管，还"一管到底"，真是"救人要救彻，送佛上西天"。若我与中医无缘，何能如此？简氏师徒还常说："不为良相，必为良医。"

（范仲淹语）。这让我想起马克思的高中毕业论文，题目是《青年在选择职业时的考虑》。马克思认为，青年应当选择为大多数人谋福利的职业，而摒弃一己的私心杂念。我的心豁然开朗，既然政治经济学专业前途渺茫，就应当学医。因为医学没有阶级性，是为全人类服务的，何止"大多数人"！

然而"文革"风起云涌，人人裹挟其中，我要"跳出三界外"，谈何容易！翻阅《孙子兵法》，三十六计，皆不堪用。忽然心生一计：病！我煞费苦心地"称病"，住进了学校病房；又"正大光明"地从校图书馆借来许多医书，关起门来，夜以继日地阅读，"躲进小楼成一统，管他春夏与秋冬"！我用了一年多的时间，自学了医学院校西医专业的主要教材和中医专业二版全部教材，并开始为同学、老师看病。所谓"看病"，不过是根据病人的症状和舌脉去翻书，对号入座，居然有效。一位校医感叹道："余国俊读医书读出名了"。

如此"临床实习"

学校门口有一家"联合诊所"，所里有一位老中医医术较高，却是"历史反革命"。我便经常在夜间悄悄去他那儿请教，他还借过几本线装书给我看。而我校离省人民医院只有五里路，挂号费很便宜，我便多次冒充"病人"去看病。那时该院中医诊断室是几间简易平房，我站在窗外，或趴在窗口上，仔细观摩医生看病。因就诊者众，医生应接不暇，从未干涉过我这个"偷艺"者。2001年我晋升"正高"答辩时，考官之一便是当年被我"偷"过艺的医生。我笑谈此事，对方先是一愣，继而开怀大笑。

指路明灯张锡纯

自学完中医教材后，我曾浏览（不是阅读）过不少中医书。有一天清晨，我在简老师的书架上发现了一本《医学衷中参西录》第三册，随手翻开，映入眼帘的是"石膏解"，才读完一段，便被吸引住了；洋洋万余言，目不转睛，一口气读完，直如醍醐灌顶，连声感叹：天下竟有如此精彩绝伦的医书！于是不分昼夜地阅读此书，第三册读完，又读第一册、第二册；每本读了三遍，边读边记笔记。那段时间，我完全沉醉在张氏著作里，满脑子《医学衷中参西录》，言必称张锡纯，有时梦中也在读张氏之书。我还向同学们吹嘘说，自己能穿越时空隧道，"进入"张锡纯的思维。

深得"近代中医第一人"张锡纯的精粹之后，再转而学习其他中医书——包括文辞古奥、义理深邃的中医"四大经典"，便不再有多少拦路虎了。

许多年之后，有不少初学中医者垂询如何学习中医，我答曰：精通一家，熟悉几家，了解多家。

1969 年~1971 年在军垦农场锻炼期间，白天参加体力劳动并为农民看病；每遇疑难病证，必先回忆锡纯之书（不敢当场翻书，但病人走后必翻书对照），晚上在昏暗的煤油灯下看书至深夜。《伤寒论》和《金匮要略》就是在军垦农场学习的。

1971 年秋，我分配到乐山专区，恰逢夹江县华头山区一位成都中医学院毕业的中医早就要求调走。我听说后，便向县组织部门"毛遂自荐"，请求改行当中医。当时一位组织干事说："你的专业是政治经济学，你真会看病？"军代表倒很开通，说："让他去试试嘛！试用一个月，当不下来再分配其他工作。"就这样，我兴冲冲地赶赴离县城 47 公里的华头区——当时人称"夹江的甘、阿、凉"，即四川省的甘孜、阿坝、凉山三个自治州，条件比较艰苦。次日，我便坐进华头区医院的中医诊断室，开始"正式悬壶"生涯，并广泛运用张锡纯治疗疑难病证的丰厚经验，迅速打开了局面。

如一妪，年近五旬，双下肢静脉曲张，疼痛益剧，跛行来诊。甫坐定，眼泪夺眶而出。自言跑过几家大医院，均不开药。我从未治过此病，然观其症征，显系血瘀，便投"活络效灵丹"，重加祛瘀猛药。服 6 剂，疼痛大减；守服 30 余剂，疼痛消失，步履基本复常。用"镇肝熄风汤"加减，救治一例中风偏瘫，病人迅速转危为安；用"振中汤"治愈顽固性腰痛；用"燮理汤"加鸦胆子治愈热痢下重；用"滋阴清燥汤"抢救小儿久泻伤脾阴；以及用张锡纯推荐的"加减当归补血汤"治愈崩漏重证……

我"正式悬壶" 1 月之后，县里果然派人前来考察，结果是："意料之外的满意"。他们用最纯朴无华的语言当面表扬我时，法国著名微生物家巴斯德的名言迅速掠过我的脑际："机会垂青于素有训练者。"（又译："机会只对素有训练的人才有用处。"）

小荷才露尖尖角

我撰写学术文章起步较早——1973 年秋，即正式行医 2 年之时。那时只知道一家中医刊物——《新中医》；连续投稿 2 篇，均幸中而及时发表。窃喜之余，难以"击鼓再进"。乃因临床有限，而中医学是实践性特强的科学，若无临床功底，只能"纸上谈兵。"何况我是纸上谈兵亦觉难——读书甚少，藏书也少，而"书到用时方恨少"。忽忆莎士比亚名句："早结果的树一定早凋"，着实惊出了一身冷汗。苏东坡说写文章要"博观而约取，厚积而薄发"，回味及此，便为自己的轻举妄动、"欺世盗名"而后悔。于是沉潜下来，日诊夜记，广搜博采，择善而从，又得现代经方大师江尔逊先生的熏陶和启迪。五年之后，重新命笔，竟尔"思如泉涌"，写来轻松快捷，发表顺风顺水。数年间，遍及二十余家中医药刊物。那时发表文章，不出审稿费和版面费，全凭质量取胜。记得1981年，我在《中医杂志》发表《张锡纯论治脾胃》之后，深受鼓舞和激励，又接连投稿几篇，均遭退稿。受"敝帚自珍"心态驱使，便写信去询问"为什么"。该刊编辑部回复了一封公函，不特言辞优雅恳切，而且书法一流，大意是说：该刊稿件采用率仅3%～5%；文稿被退，不一定质量不高；该刊建立了一套严格的审稿制度——初审、复审、集体讨论定取舍。我想，这大约是《中医杂志》上从未出现过"文字垃圾"的根本原因吧。

作为一个基层临床医生，我何以要不间断地撰写学术文章？为名利么？唐代诗人戎昱《感春》诗云："名位未沾身欲老，诗书宁救眼前贫。"那么究竟为了什么呢？孔子说："学而不思则罔，思而不学则殆"，意即只读书，不思考，就会迷惘；只思考，不读书，就会懈怠。他不提写文章，他是"述而不作"，只讲不写，却有学生随时记录整理。倘若学生也效法孔子"述而不作"，会有流芳千古的《论语》么？所以我在年轻时就"狗尾续貂"，补了一句："学、思而不作则憾"。这种"憾"，有两层意思：古人称立德、立功、立言为"三不朽"，写文章也是"千秋之伟业"，"不朽之盛事"，人生无缘此事，或有缘而放弃，无片言只语留世间，岂不遗憾？此其一；其二，读书是走别人的思想路线，写作才是走自己的思想路线，不写作，难以真正独立思考，难以"探骊得珠"。

1983年秋的一天，四川省中医研究所名老中医陆干甫先生偕同该所领导，突然光临我供职的乡村医院，与我海阔天空地"闲聊"了2小时。不久，陆老来信，热情洋溢地邀我调到省中医研究所工作，"一展宏图"。我也得悉，此缘于从未谋面的金家浚先生（《四川中医》主编）的鼎力推荐。遂欣然从命，于年底"借调"到省中医研究所文献研究室。在旁人看来，我真是"一步登天"了。

在省中医研究所，仍是看病、读书、写作，可谓轻车熟路，游刃有余。但不久便萌生陶渊明"归去来兮"之意。我乃"乐山乐水"之人，处在热闹喧嚣的大城市，感觉浑身不自在，写作缺乏灵感，而且"早生华发"。该所曾几次要求我办理正式调动手续（包括调动家属），我均婉辞之，但又实在找不出"借口"，十分尴尬。忽闻乐山拟开办"江尔逊高徒班"，要我回去协助，我才转忧为喜。江老亦接连三次赴蓉商讨，我才得以"名正言顺"地离开。

回想一年前，我坐省中医研究所派来的专车赴蓉，我院职工倾巢出动相送。经过眉山（苏东坡故里）时，我脑海里竟然浮现出李白奉诏赴长安时写的诗："仰天大笑出门去，我辈岂是蓬蒿人"！未免天真有余，成熟不足，犹带俗气。返回时，仍坐那辆车，于晨光熹微之中，悄悄离蓉，无一人送行。我不感寂寞，唯想起蓉城诸位"恩公"对我的"知遇之恩"时，便深深歉疚！

在省中医研究所工作的一年间，我与文献研究室同道黄明安先生合作编著了一本中医工具书——《内难经荟释》，由四川科学技术出版社出版。四川电视台在介绍我省校点古医籍的成绩时，重点推介了此书，颇有溢美之词——如说此书的出版，"标志着《内经》、《难经》的整理研究进入了一个崭新的阶段"云云。

师承之路

我师承现代经方大师江尔逊先生，无人"指派"，未签"合同"，没有"任务"，没有"承诺"，完全是自愿自觉，自然而然，自由自在，自得其乐。

继承整理江老学术经验

我初业医时，江老已是乐山地区家喻户晓的名老中医，他的崇高声誉不是新闻媒体宣传出来的，而是在数十年治病救人的临床生涯中逐渐积累和拓展开来的。江老的师承导师是蜀中名医、经方大家陈鼎三。陈老博览群书，穷原竟委，记忆力惊人。据江老说，陈老不仅能全文背诵《伤寒论》和《金匮要略》，还能全文背诵最难背诵的《神农本草经》。陈老学验宏富，以善治伤寒逆证、坏证著称；经常出诊，扶危救颠，故而无暇著述，唯有《医学探源》一书传世。江老则完整、准确地继承了陈鼎三学术经验，且发扬光大之。

江老当年"桃李满乐山"，跟随其学习、进修者一批又一批；大家都异口同声地赞美江老医德高尚，学验俱丰，不同凡响，但就是无人动手继承整理其学术经验。当时我在乡村医院工作，有一次回乐山休假，得知江老欲写一篇论文去出席成都市中医学术研讨会，因忙于诊务，无暇动笔，便唤起了我的"写作欲"。江老定的题目是"试论《伤寒论》与温病学说的关系"：江老讲述要点，其主旨是"寒温统一论"，即伤寒统温病。这恰恰是我坚决反对的。但我还是严格遵循江老的思路，硬着头皮写下去——自己批驳自己。后来，这篇论文引起了参会代表热烈的学术争鸣。我的"初试啼声"，江老颇为欣赏，特别欣赏我不仅尊重，而且"誓死捍卫"不同学术见解的"雅量"。

此后我便自愿充任江老的助手，孜孜不倦地学习继承和整理研究其学术经验，并开展广泛的临床验证，公开发表了数十篇学术文章。

继承整理江老的学术经验，其实是一件轻松愉快的事情。为什么呢？江老秉承陈鼎三遗训，每治一病，必是理—法—方—药完备而一以贯之，且特别彰显"方以法立，法出方随"。观其每疏一方，不唯理法彰然，而且以方统药，药在方中，绝不游离于方之外。换言之，每加减一味药，必有理法之依据。从江老的大量治验中可以清楚地看到，他在"方证对应"时避免了"有方无药"的机械性，在"辨证论治"时则避免了"有药无方"的随意性。把这样规范的临床经验整理出来，不是"举手之劳"么？至于理论探讨性的学术文章，撰写也不难。因江老口才颇佳，一谈到中医学术问题，更是口若悬河，且"天机迅发，妙识玄通"，引经据典，准古酌今，频添新意。我据此走笔成章，有何难哉！

协助创办"江尔逊高徒班"

1985 年 1 月，我怀着新的使命感，来到乐山市人民医院。在这里，我协助江老创办了"江尔逊高徒班"。我在高徒班的身份颇特殊——既是"高徒"，参加学习；又是助手，负责高徒班的行政事务，并参与教学。

我遵照江老的意旨，经过深思熟虑，草拟了高徒班的教学计划：

高徒班的教学内容是：以仲景学说为主，上溯《内经》《难经》《神农本草经》，下及后世诸家具有代表性的名著，博采伤寒学说与温病学说之长，务期融会贯通，并娴熟地运用于临床。教学方法是：临床跟师门诊和会诊，随时随地、点点滴滴地记录导师的临证经验，并独立地进行验证；在验证的基础上去粗取精，含英咀华，分类归纳，系统整理。理论上以自学为主，在自学的基础上集体讨论，重大或疑难问题由导师答疑。针对学员知识结构的薄弱环节进行补课和辅导。学风方面，要求学员读书与临证相结合，理解与背诵不偏废，主动地、生动活泼地、创造性地学习和思考，大胆地提出问题、分析问题和解决问题；坚持"教学相长"与"百家争鸣"的方针，充分发扬学术民主，大力活跃学术空气，鼓励开拓与创新精神。

南齐褚澄《褚氏遗书》说学医者应当"博涉知病"、"多诊识脉"和"屡用达药"；清代王孟英则"不作两脚书橱"。而高徒班的教学计划，可谓"站在前人的肩膀上"矣。其中的一段话——"主动地、生动活泼地、创造性地学习和思考"；"大胆地提出问题、分析问题和解决问题"，其出处是毛泽东关于大学教学改革的"春节指示"（1964年），当年我听了传达，那段话便深深地嵌进了我的大脑。

我主持写作教学，从未"虚晃一枪"，或放"空炮"，而是"亲临战场"，"真枪实弹"，——当着学员的面，"手把手"地反复修改其继承整理文章，直到实在改不下去了，才鼓励其投稿。功夫不负有心人，几乎全部命中。三年期满，四位学员公开发表继承整理学术文章五十余篇。须知在进高徒班之前，他们从未发表过文章。而当年的高材生，由于掌握了"渔技"，后来成了中医文章高手。至于讲课，记忆犹新的有两次：

一次是讲写文章要讲求"辩证逻辑"，即马克思主义辩证法，并举现代著名作家王蒙的一篇论文为例：王蒙论文的主题是说作家应当学者化，但却从反面提出问题——不少著名作家不是学者。反说正说，跌宕起伏，层层推进；相反相成，珠联璧合，步步深入。古人说："文似看山不喜平"，先贤后贤，其揆如一。

另一次讲写文章要繁简得当，提倡"长话短说，无话则不说"，防止空话连篇，言之无物。并举诺贝尔文学奖得主、美国著名作家海明威的作品为例，推崇其写作风格——简洁明快，犹如"电报体"。

此外，还举行过一次别开生面的"考试"。因学员们初学写作，普遍存在自卑心理，唯恐质量差，寄出去贻笑大方。于是选了一篇名气很大的中医药刊物的"编辑部文章"作为试题，答题要求："本文不足一千字，但语法、标点明显错误达二十余处，请一一标出，并予以纠正。"

通过这次考试和讲评，学员们眼界大开，自卑感一扫而空。

结 束 语

宋代大诗人陆游说："汝果欲学诗，工夫在诗外。"拙意学医何独不然哉！我未能从事大学所学的专业——政治经济学，但该专业的主要课程（特别是《资本论》）使我具备了基本的人文、哲学和科学素养，而这正是开启中医伟大宝库之门的一把金钥匙。我的知识结构和思维方式，使我在"登堂入室"之时，自觉或不自觉地站在一个较为独特的角度，对中医学进行全方位地"俯视"和"审美"，故而较为客观、清醒，还有欣赏，甚至陶醉。明人洪应明说："雨余观山色，景象便觉新妍；夜静听钟声，音响尤为清越"。我在崎岖不平的中医山路上攀登不已，却不容易感到疲倦，不容易产生"职业性厌烦"，就是由于沿途景象新妍，音响清越。诚如是，则"回首向来萧瑟处"，就不仅无怨无悔，实话实说——还平添了几分"幸运感"。

　　本文选自《我的中医之路：一位当代名医的治学与师承历程》（余国俊著，中国中医药出版社出版）

2

针灸入门"一夜通"
（史上最励志的真实故事）

— 作者：娄绍昆 —

编者按

《悦读中医》刊发志愿者"路在脚下"发出"不放逸、不抱怨：从21天开始"的倡议后，立刻引起多所中医药大学的学生们的呼应。今天，我们收到了山西中医学院大学生们拍摄的照片，他们手举的是"我的悦读中医：不放逸、不抱怨，从21天开始"！

今天，我们刊发的《针灸入门"一夜通"》，是畅销书《中医人生》作者娄绍昆的真实故事，说的是在异常艰难困苦的农村劳动期间，娄绍昆先生"步行了五个小时上城才能找到书店、图书馆"的求学经历。然而，娄绍昆先生从来"不放逸、不抱怨"，终于实现了中医之梦！

一年来，我一直还在徘徊、等待与观望之中，因为学习中医针灸毕竟太难了，离我太遥远了。在这期间，中医的书没有少看，然而只是无事乱翻书罢了，谈不上有什么心得，一想起今后要以中医维生总觉得非常惶惑，谈何容易啊。虽然在和何老师近距离接触以后，针灸的魅力已经荡漾在我的胸怀，但是学习中医针灸的决心还是定不下来，一直摇摆于学与不学之间。

1965 年春天，我又一次步行了五小时上城。在书店、图书馆逗留了半天以后，就在饮食店草草地用完了晚餐。在夜幕即将降临，华灯初上的时分，我估计何黄淼老师应该已经下班，才径直向他的家走去。

何黄淼老师与师母热情地接待了我，嘘寒问暖，直怪我在外面小摊用餐。

我询问那个肾炎水肿病人的近况。何老师告诉我，那个病人经过半年的针灸治疗，进步很快，自觉症状几乎已经消失，西医的化验指标也明显好转。

那天晚上，何黄淼老师用种种简易浅近的例子以身说法，来解答我的诸多疑问。他针对我畏难的情绪，做了许多动员工作。

"针灸的学习一定要在学中用，不要等到全明白了才去动手。"何黄淼老师语重心长地说："因为它的真谛就在临床的感受中。"

何黄淼老师的话富有诱惑力，让我的心又热了起来。

"只要一个晚上的理论学习，你就可以基本入门，还是有模有样、中规中矩的入门呢。"何黄淼老师兴奋地看着我，"今天晚上我就把你带入'真传一句话，假传万卷书'的境界。"

这是一个美妙的春晚，何黄淼老师从临床实践出发的精彩讲解，使我体味到什么叫做"大道至简"，什么叫做"真理素朴"。他把博大精深的针灸学，化为可操作性的几个具体的步骤。整个教学大处着眼，小处入手，环环紧扣，贴近临床。时隔四十多年后的今天，那天夜晚何黄淼先生的每一句话，每一个面部的表情，每一个手指的动作，我都看在眼里，记在心头。

"针灸取穴可以从五个方面考虑。"何黄淼老师伸出左手的五指，一边说一边用手指示意，"第一，八总穴；第二，八会穴；第三，局部取穴；第四，背部督脉寻找阿是穴；第五，病位交叉对应取穴。"

五个方面的取穴，也够复杂的，一个夜晚的时间能掌握吗？

何黄淼老师早已料到我会这样想，笑着对我说："不要怕，等一下我把它们分头讲解了一番以后，你就会慢慢地明白。"

"第一，八总穴取穴法，这是一个整体取穴法，"何老师竖起了左手的大拇指，笑着说，"根据八总穴所针对的人体部位取穴，针灸医师就能把所有疾病纳入你的诊治范围。"

我听了大吃一惊，八个穴位就能统揽诸病？这不是在搞笑吗？

"你首先要记住一首歌诀：'头面合谷，颈项列缺，胸脘内关，脘腹（足）三里，腰背委中，胸胁阳陵，少腹（三）阴交，颅脑太冲'。"何黄淼老师神采飞扬地说。

他把这首歌诀反复念了几次，我也跟着念了几次就记住了，毕竟只有三十几个字么。然后，他就用自己的大拇指与食指在我的手、臂、脚、腿的相应部位指指点点，并用墨水作了标志。我也当场在作了标志的穴位上反复按压，嘴里也不停地唠叨这首歌诀，脑子里记忆与感受穴位在手指按压下的异常的知觉。不到半个小时，我就把以上的八个穴位的位置与作用记住了。

之后，何黄淼老师马上对我进行"八总穴取穴法"的考查。考查的方法是，何黄淼老师讲一个病证，我就在常规消毒的情况下，用右手把一寸的毫针捻转着刺进自己手、臂、脚、腿的相应的穴位。譬如，他说眼睛红肿。我想了想，眼睛所在的部位和头面与颅脑有关，于是就在太冲与合谷穴位上扎针；他说胸闷、心烦、失眠，我想了想，胸闷、心烦所在的部位和胸部有关，与颅脑有关。于是就在内关与太冲穴位上扎针；他说呕吐胃痛，我想了想，呕吐胃痛所在的部位和胃脘有关，于是就在内关与足三里穴位上扎针；他说颈项强痛，我想颈项强痛所在的部位和颈项与肩背有关，于是就在列缺与委中穴位上扎针等。经过半个钟头的反复现场考查与具体操作，我就已经能把一些病证在八总穴范围内的取穴规矩灵活机动地用上了。

何黄淼老师看见我领会了八总穴的初步应用，也很高兴。

"在针灸学这一门学科中，经络与穴位是最重要的。"他说，"在这些经络与穴位之中，八总穴又是最最重要的。八总穴是老祖宗几千年的经验结晶，是取得临床速效高效的必备穴位。一个针灸的初学者学会了它，就能对疾病建立起基本的诊治观念。同时这种观念还是整体的、全局的，适用于所有疾病的诊治。有了它，医者的心中就有了理念的依靠。当然，经络的分布也很重要，但你可以在以后临床的应用中慢慢地学习。学了经络学说以后，你对这八个穴位的作用就会有更加深入地了解了。"

真想不到一个钟头的学习就有了如此大的收获，使我能够对完全陌生的针灸学有了一个模糊的框架。何黄淼先生的教学方法平易而神奇，吸引了我的整个身心。我自从下乡以后从未有过的对未来生活的希望，突然在心中燃烧了起来。

希望的种子萌生了。

在我们谈话期间，师母进进出出了好几趟，给我拿来点心，送来热茶。有时候也站在我们的旁边听着、看着，脸上时时露出关切的表情。

何黄淼老师继续他的讲解。

"针灸取穴的第二个方面，就是学会八会穴，"何老师把左手的大拇指与食指撑开摆成八字，微笑着说，"八会穴是指脏、腑、气、血、筋、脉、骨、髓等精气所会聚的腧穴。它们分别是：①腑会中脘；②脏会章门；③筋会阳陵泉；④髓会绝骨；⑤骨会大杼；⑥血会膈俞；⑦脉会太渊；⑧气会膻中。你开始阶段先学习其中的三个。"

从何老师说话的声调中，我已经感觉到这八会穴的特殊地位，以及先行学习的三个穴位的重要性。

"何老师，腑会中脘、脏会章门是什么意思？"

"腑会中脘，"何黄淼老师解释道，"就是规定所有消化道的疾病首先要考虑使用中脘穴，中脘在哪里知道吗？"

我点点头，用手指点点腹部剑突与肚脐的中点。

何黄淼老师继续说："脏会章门是指由于脾气虚引起精、气、血、津液化生不足，针灸要考虑取章门穴。"

"何老师，什么叫'脾气虚'？"

"'脾气虚'是气虚中的一种。"何黄淼老师耐心地说，"气虚证的临床表现是神疲乏力、语声低微、气短自汗、舌淡脉弱这四个方面的症状。如果再加上面黄、肌瘦、纳呆、便溏等症状就是脾气虚的诊断依据了。"

何黄淼老师又教我针灸的穴位，又教中医学基本概念。他口中的中医概念比较容易理解，因为它们都有具体的症状依据。

"章门穴在哪里你知道吗？"何黄淼老师突然发问。

我摇摇头。

何黄淼老师就用右手食指点点我左边季肋前的体表部位，"在这里，在腋中线，第一浮肋前端，屈肘合腋时正当肘尖尽处。右边也是同样的位置，八会穴的使用一般规定'男左女右'，初学者用0.5寸的毫针，切记勿忘。"

我就依照何老师所示，把左手臂屈肘合腋，使肘尖尽处压着左侧胸胁部的肌肤，再把右手食指在章门穴按压几下，就记住了这个"脏会"穴位了。

何黄淼老师看见我学得有滋有味，就说："以下六个穴位，其中临床上我使用得最多的是筋会阳陵泉，特别是有关神经与关节的痉挛性疾病，针刺阳陵泉常常会收到意想不到的疗效。"

我听得入了神，迫不及待地问："何老师，能否举一个例子？"

"这样的病例太多了，"何黄淼老师越说越兴奋，"隔壁一个老先生患带状疱疹，温州人称之为'火丹蛇'。发病已经半个月了，皮肤表面的水疱已经干涸，结痂脱落后留有暂时性淡红斑。但是皮肤十分敏感，不能抚摸，左胸更甚。全身时发痉挛性抽痛，特别是在夜间十二点至凌晨三点，痉挛性抽痛加剧。他的家人请我出诊，我看见他平躺在床上，精神异常紧张。我给他针刺的第一个穴位就是阳陵泉，入针不久，病人说自己整个人都放松了下来。随后我就再针刺两侧的内关与公孙，留针十分钟。"

"疗效如何？"我紧张地问。

"第二天，听他家人来说，一夜无话，"何黄淼老师放低声音，以欣喜的声音告诉我，"夜里睡得好，早晨的食欲也比平时好。按上法连续针刺了五天，病人基本恢复。"

针灸真是神奇得不得了，我的心为之狂跳。

"区区三个穴位，其取穴的方法来自于两大类型，"何老师一边思考，一边述说，"一个是八会穴，另一个是八脉交会穴。它们都是我们祖先千锤百炼所得来的珍宝，所以针下汹涌着难以估计的力量。"

何老师的话使气氛陡然肃穆了起来。

"针灸取穴的第三个方面，"何老师声音有点嘶哑，他清了清嗓门接着说，"就是在发病部位的体表取穴或者发病部位的邻近取穴。也就是说，哪里不舒服就在哪里针灸。这种取穴的方法是最原始的方法，也可能是先人最早发现的一种取穴的方法。"

头痛医头，脚痛医脚。这样简单，这样直白。

何黄淼老师看见我发呆的样子，就明白了我心中的疑惑，就说："你千万不要小看了这种邻近取穴的方法，它的临床疗效是不容怀疑的。有一些用药物久治不愈的病痛，在患病部位的体表针刺以后就有了效果。如果针刺后加以拔火罐，特别是用三棱针点刺出血后再拔火罐，就可能收到更满意的疗效。"

师母看见我还没有领会的样子，就举了一个病例来证明这种取穴方法的可取之处。

一个中年男教师，两年前骑自行车时不慎跌倒，右脚的脚后跟擦破了皮。后来周围皮肤感染了，久治不愈。两年来，不能穿袜子，不能穿鞋子，只能穿着拖鞋。后来求诊于何黄淼老师，何老师在常规消毒后，用一寸的小毫针在患者的右脚跟溃破处的外面，离开溃破处二三毫米处的边缘一路点刺，稍有一点点出血。隔天一次，点刺三次以后，脚跟溃破处渐渐地愈合了。

师母绘声绘色地介绍了这个病例后，又说："针刺的效果真是不可思议，真是不可思议。你好好学，将来一定有用的。"

何黄淼老师接着就给我介绍针灸取穴的注意事项。

"针刺的时候，首先要知道什么部位不能针刺，不然的话会出医疗事故的。"

他的表情一下子严肃了起来。

"有三个部位你先不要针刺，"何老师一字一句严肃地说："一是枕骨下面的区域，如风府、哑门、风池等穴位，它们与延髓靠得很近，一不小心就会出大事故。深刺风府治精神病，在五十年代初期名噪一时，成为时髦的风尚，然而不久发生了多起严重的医疗事故。还有深刺哑门治聋哑，也曾造成不幸事件。我想，如果我们能够把'刺胸腹者，必避五脏'及'刺头，中脑户，入脑立死'牢记心中，并能如实照章去做，错误就绝对不会重演了。"

他怕我不重视，把我叫到他的身边，一只手按在我的头顶上，另一只手食指在我枕骨后面的风府、哑门、风池等穴位所在的部位一一指明，以期引起我的高度重视。

他接下去又讲了另外两个不要针刺的部位："一个就是眼睛及其他周围的区域；一个就是肚脐眼。对，还有一个地方你目前暂时先不要针刺，就是天突穴。"

当说到"天突"穴的时候，他用手指点划着我的胸骨上窝，一并告诉我针刺"天突"的特殊的针刺手法。

"何老师，肚脐眼可不可以用艾条熏灸？"

"肚脐眼命名为'神阙'穴，"何老师很不习惯地言说着这个民间的俗称，"这是一个非常重要的穴位，艾条熏灸时最好在'神阙'上面加一点盐巴。"

我本来想问一问为什么，后来想到这样不断地问下去是没完没了的，就不问了。

何老师停下来想一想以后，又说："你要在自己的身体上练习针刺的手法，手法熟练了以后，才可以针刺病人。手法主要有左右捻转与上下提插两种，以'得气'为好。"

"得气"，这种针刺现象我在父亲那里已经司空见惯。

何老师顺着自己的思路讲下去："'得气'这种经络现象很奇怪，你持针的三个手指会感到针下有一个东西，不，应该是一种气，一种活动着的气场和你在不停捻转着提插着的手指的合力之间对抗着，较量着，吸引着。这时病人会感到针下有一种酸麻重痛的反应，甚至出现上下传导贯通的针感。"

刚才我在自己身体上练习针刺手法的时候，也曾经有一两次出现何老师所说的"得气"的感觉。看来"得气"是经常出现的一种临床现象，并不神秘。

何老师扎针时的注意事项还有以下两项：一项就是在胸背部与腹部，初学阶段针刺深度不超过 0.5 寸；还有一项就是对于体弱者、因劳累而体能消耗过多者，一定都要平卧在床上针刺，以免"晕针"。他还对"晕针"现象作了详细的解释。

我非常好奇，没有用药物，细细的小毫针刺在皮肉上为什么会有这样强烈的反应呢？但是，我想先不要多问，记住再说。

"许多疾病都可能在背部脊椎上寻找到压痛点等异常的感觉与赘状物。"何老师侃侃而谈，"取穴方法中，少不了在背部督脉寻找

'阿是穴'。'阿是穴'就是出现在人体体表的敏感的压痛点，在这些压痛点上针灸能够取得非常满意的疗效。所以我把在背部督脉寻找'阿是穴'列为第四种取穴方法。"

他要我俯卧在床上，用大拇指在我的脊椎骨上从颈部开始向尾骨方向用力均匀地一节一节按压。一边压，一边说，"第七颈椎棘突下的大椎穴是一个重要的穴位，对头部、颈部、肩部的疾病与发热的疾病有很好的疗效；第七胸椎棘突下的至阳穴是一个重要的穴位，对胃部、胸部、胁部的疾病有很好的疗效；第二腰椎棘突下的命门穴是一个重要的穴位，对腰部、下腹部与妇女的胞宫部的疾病有很好的疗效。临床上任何疾病，只要发现脊椎骨上有压痛，就要在这里取穴。"

通过他现场直接的按压与解释，我感到这些穴位与经脉的知识非常贴近，看得见摸得着，一下子就懂了。再说大椎穴、至阳穴、命门穴三个穴位都跟"七"有关，大椎穴是颈七，至阳穴是胸七，命门穴是胸二七，就是十二节胸椎加二节腰椎，是二七十四椎了。

何老师为了使我能够更好地掌握按压的要领，就要我在他背脊骨的督脉上再按压一次，看看我的用力轻重均匀不均匀。

按压了之后他告诉我一个经验："通过指压发现压痛点是一种很好的取穴方法，但关键是指压的用力一定要到位，一定要均匀。"

说完这句话，他还特地看了我一眼，并语重心长地说："这个道理很容易懂，但是操作起来并不容易。"

他想知道我对这个知易行难的问题的态度，于是问我："你知道为什么吗？"

我没有接触到类似的问题，因此只能摇摇头。

何老师点了一下头，继续他的话题："对针灸医师来说，'诊察体表的压痛点时，指压的用力要均匀'，这是一个基本的常识。然而临床按压时，医师的手指一般会不自觉地在自认为可能会压痛的穴位上加大力量，以证明自己判断的正确。这种行为往往是无意识的，所以要特别注意。"

何老师的话，很有道理，医者的客观心态才能获得临床真实的资料。我把他的这句话牢牢地记住了，一辈子也不敢忘记。

"先说一个故事，"何老师抽了一支香烟，休息了片刻之后，继续刚才的话题。"日本丹波元坚撰《杂病广要·头痛》中记载一个《苏沈良方》中的王安石偏头痛方，说是禁中秘方。用生萝菔汁一蚬壳，仰卧注鼻中，左痛注右，右痛注左，数十年的患者都一注而愈。王安石曾经对他家的仆人说过，这种治疗方法已经治愈好几个人。我的理解与别人不同，这是一种特殊的针灸疗法，可称之为'药针法'，治疗中起主要作用的是鼻子内的经络与穴位，药物反而是第二位。不然的话，为什么强调'左痛注右，右痛注左'呢？发现这个方法的宋代人固不知'病位交叉对应取穴'为何物？而经验的可贵在这里可以看得明明白白。"

何老师的故事真吸引人。他是为继后的述说作铺垫的。

"针灸取穴第五个方面的内容就是'病位交叉对应取穴'。"何老师兴致勃勃地说，"这种取穴法在《内经》中叫做'缪刺'，日本针灸家称之为'天平疗法'，对肢体与关节疼痛的疗效比较显著。它可以分两种，一种是左右对称取穴，一种是左右、上下、前后大交叉取穴。"

何老师走近我，拉着我的右手说："譬如，你的左手腕疼痛，如果使用左右取穴法，可以在右手腕与左手腕相对应的部位用一寸的毫针针刺。针刺后，快速地左右捻转与上下提插三十秒左右。"

他突然蹲了下来，用手指指点着我的右脚的外踝，说："假设你的右手腕疼痛，使用左右、上下、前后大交叉取穴法，可以在左踝与右手腕相对应的部位，用一寸的毫针针刺，针刺后，快速地捻转与提插半分钟左右即可。"

接着，他给我出了一个题目，说："如果你左踝挫伤了，现在隐隐作痛，行走不利，运用'病位交叉对应取穴'法，应该如何取穴？如何针刺？"

说完，就拿来一寸的毫针与酒精棉球，要我马上在我自己身体上取穴、扎针。

我根据他的思路，先在自己的右踝与左踝模拟疼痛处相对应的部位作常规消毒后针刺，然后左右捻转与上下提插三十秒左右，完成了左右对称取穴与扎针。

何老师全神贯注地看着我，仔细检查我的操作，之后微笑地点点头。

接着，我在自己的右手腕与左踝模拟疼痛处相对应的部位针刺，然后捻转、提插，完成了大交叉取穴与扎针。

由于手法不熟练，扎针后都没有"得气"，同时被扎针部位也有一些疼痛，但我心里仍然很高兴。

经过了三个多小时，何老师把五种取穴法全部讲解完毕。

那天夜晚我就睡在何老师隔壁的小床上，他的床与我的床只有一板之隔。我们虽然都躺在床上，但谈话还在继续进行。

何老师反复强调，为将来的前途筹谋，我也应该义无反顾地投身于中医针灸一业。

"正规大学的大门已经在你的面前关闭，但是自学的大门永远敞开着。"何老师言之谆谆，"自学专业的选择非常重要。根据现在的社会现状，学习人文学科前途莫测，学习理工科缺乏实验条件，学习西医更要教学、实验、设备。因此，学习中医针灸才是你唯一可行的选择。"

他的话一点也不错，我也明白，能够自学的学科是很有限的，并不是什么学科都可以自学的，所以学科的选择很重要。

然而真正打动我的是他以下这一段话："你现在生活、劳动在农村，今后一辈子都可能生活在那里。在一个缺医少药的农村中，如果自己不懂医药，生急病的时候是很危险的。如发热、腹痛、腹泻、腰伤等，这些常见疾病时时都可能发生。在这种情况下，大人还好一些，如果是小孩就糟了。譬如小孩高热，特别是发生在夜里，那时候你会六神无主，你会感到恐惧，不知道等待你的是什么？"

我从来没有这样想过，听了何黄淼老师的这段话，我被深深地打动了。设身处地地把自己的处境想一想，就会感到学习中医针灸，对我来讲应该是最好的选择。

何老师在呢哝睡语的半睡半醒中，还在讲叙有关十二经脉与奇经八脉的分布和作用，还在自言自语每条经脉的几个主要穴位等。

何老师大概是想到了一个问题，突然清醒起来，说："问你一个问题，看你对今天讲的东西理解了没有？"

我想一定是一个比较灵活的临床思考题，于是朦胧的睡意一下子就消失了。

"当你遇见一个原因不明的昏迷病人，从针刺取穴的角度，你应该如何选穴？"何老师问，随后慢慢地补充，"这里不涉及其他种种的诊治与处理。"

我想昏迷的病人主要是头脑的问题，取穴少不了合谷与太冲，但是中医认为"心主神明"，心位于胸部，所以应该加内关穴。于是我就把自己的意见告诉了何老师。

何老师满意地笑了，笑声惊醒了睡梦中的师母，她劝诫我们早点睡觉，一个转身又睡去了。

"很好，你已经基本领会了'八总穴'取穴的精神。"何老师压低声音对我说："你取的'合谷'与'太冲'两个穴，它们左右各一个，它们配伍使用的时候，针灸学上称之为'开四关'。这个命名，顾名思义就是说明它们具有醒脑开窍的功效。'内关'一穴在这里发挥了强心通神的作用，加上这个穴位，不，左右应该也是两个穴位，是必不可少的。"

我暗暗自喜，想不到给我猜中了。

谁知何老师话锋一转说："可惜啊，你遗忘了最重要的一个穴位。应该说，是我还没有告诉你这个穴位，它就是'人中'穴。"

"人中"穴，我在《红楼梦》第五七回中看到过它。书中说，宝玉听紫鹃说林黛玉要走了，就一下子发痴发昏了过去。李嬷嬷用手向他脉上摸了摸，嘴唇"人中"穴上着力掐了两下才苏醒了过来。

说了一个夜晚，终于听到一点我熟悉的东西了，于是我就接过何老师的话题，急急地说："我知道，'人中'位于人体鼻唇沟的中点，是一个重要的急救穴位。"

"对，'人中'为急救昏厥要穴，"何老师高兴地说："准确地讲，它位于上半嘴唇的沟中，在鼻唇沟的上三分之一与下三分之二交界处。"

何老师越说越兴奋，"根据今天夜晚我讲的五种取穴方法，再让你作一个综合性的练习。"

他停顿片刻，说："面对一个痛经发作的病人，她的背部第二腰椎棘突下有强烈的压痛，你怎么处理？"

我把五种取穴方法，前前后后想了想之后回答："根据第一种方法取足三里与三阴交；根据第二种方法取血会膈俞；根据第三种方法给小腹部的压痛点刺血后拔罐；根据第四种方法给腰脊部的命门穴刺血后拔罐；根据第五种交叉取穴位的方法，小腹疼痛可以给腰骶部前后对应的穴位刺血后拔罐。"

　　何老师听了以后表示很满意，特别是我能无师自通地取了血会膈俞。但是他认为临床取穴还可以更为精简，不必如此面面俱到。

　　"对于痛经的诊治，"他说："急性发作时腰骶部第四腰椎棘突下的'腰阳关'穴出现压痛的机会最大，日本针灸家称之为'上仙穴'，它是治疗痛经的首选穴。当然这里取穴的最高原则还是'以痛为穴'。""还有呢？"我急切地问。

　　"三阴交强刺激，可以用2寸毫针两侧取穴。"何老师说："委中穴区如果有皮静脉显露，也要刺血拔罐。小腹部的压痛点，我的经验不是刺血后拔罐，而是以艾条熏灸为好。"

　　原来临床操作更为具体多变，并不都是按照理论照样画葫芦。

　　"通过这个病证的分析，你会知道，理论与实践、原则性与灵活性是相依为命的。"何老师说："没有理论指导的实践是盲目的，同时也要记住，离开实践的理论往往也会变成空洞的教条。"何老师不紧不慢地同我攀谈，我觉得周围的声响都消失了，只有他那带着一股浓浓乡情的永嘉场方言在我耳边飘荡。就在这声音编织的光环中，我不知不觉地进入了梦乡。

　　第二天早晨，我告别了何老师与师母。临走时何老师反复地强调，针灸学入门容易深造难，要用一辈子的努力去学好它，千万不能掉以轻心而半途而废。同时告诫我，一定要刻苦学习经络学说，学习时要在理解的基础上去记忆，在临床实践中细心地去领悟中医针灸的理论。

这是一个改变我命运的夜晚，何老师讲的东西给我受用了半辈子。一直到现在，四十多年来，我的一些重要的病例大多是运用这种针药合治的方法而取效的。针灸的取穴，基本上离不开这个夜晚何老师讲的五个方面取穴的方法。

当然，何老师讲的仅仅是一个总体性与纲领性的东西，需要不断地深化与细化，要在临床的过程中不断地增添新的内容。在一个初学者畏惧不前的时候，何老师讲的东西使你丢掉了胆怯与迷茫，让你能够大胆地向前走。但是当你走近这个大门，你就会发现上述东西虽然初具规模，但毕竟"疏而有漏"，并发现应该掌握的东西比你已知的东西还要多得多。

然而，最最重要的是，在我人生最关键的时刻，这位让我终生难忘的长辈，在身后指点着我，给我开拓了一条宽敞的生存之路。

本文选自《中医人生——一位老中医的经方奇缘》（娄绍昆著，中国中医药出版社出版）

3

创立人薛振声老大夫谈
"十年一剑全息汤"

—— 从 "分型辨证" 到 "整体辨证" 的思考与实践

—— · 作者：薛振声 · ——

编者按

南京中医药大学的两位帅哥，发来 "我的悦读中：不放逸、不抱怨，从 21 天开始" 的倡议呼应。虽然所写的字迹不是特别清晰，但两位帅哥的照片还是异常清晰，呵呵。

今天，我们刊发的《创立人薛振声老大夫谈 "十年一剑全息汤"》，是一位农村家传中医薛振声老大夫所写。他殚精竭虑写成一部医学专著《十年一剑全息汤》，很多临床中医师用了他的方子觉得 "立竿见影、疗效很高。" 这位老中医几十年如一日每天坚持到医院里行诊，星期六、星期天从来没有休息过。多年前《中医师承学堂》丛书编委会曾对他进行师承全纪录，薛老口述他每天行医所诊治的每例病案的详细情况，并且他从不讳言自己失败的病例。

我是一名普通的农村家传中医，今年 69 岁（编者按：时为 2003 年），从事中医临床工作 40 年，现仍从事这一工作。到了这个年龄，自知来日无多，也已把名利之类身外之物看得很淡，为什么还要殚精竭虑写一部中医学专著呢？

创新和发展中医学理论的愿望及执著严肃的探索，几乎伴随了我的一生。

愿望产生于青年时期。开始临床时，自然用"分型辨证"（编者按：薛老也称为传统辨证施治甚至简称辨证施治，实为辨证施治基本类型之一）。分型辨证，说起来可以头头是道，真正应用于临床则繁琐而艰难，要考虑到方方面面。失准或疏漏，轻则不见疗效，重则出现不良反应，使人倍感困惑。类似的经历，开始临床的年轻中医，大概或多或少都有过。当时就有这样的愿望，创立一种简单有效又无副作用的治疗方法，对患者医者该多好啊！但在当时，这只能是一种朦胧的愿望。也许正是这种朦胧的愿望，使我读书时认真思考，临证时注意观察，有意无意间，有了一些早期储备。

这种愿望的复苏并付诸行动，是在 40 多岁以后，大约在上世纪 80 年代初，我以小柴胡汤按原著中加减法（并合并其他方证），治疗书中提到的各种疾病。方法简单，疗效可靠，这引起我的重视。以此为起点，不断探索，相继引入一些方剂和药物，治疗范围不断扩大，疗效也进一步提高。经多年探索，逐步形成了现在的理论和治疗方法，同时对医学笔记不断修改、补充，历时二十年，四易其稿，写成了这部书。我感到它对中医的临床实践、理论探讨，甚至对整个中医药产业链的发展，会有些意义，故愿公诸于世，与同道共商。

关于临床实践。疗效是检验一切理论、方法、药物的唯一标准。"整体辨证"（编者按：薛老也称为系统疗法）就是在追求疗效的过程中形成的。我前半生用"分型辨证"，后半生用"整体辨证"，对两者都有深刻体会。我觉得，"分型辨证"，在多数情况下，是解决主要矛盾，主要矛盾解决了，次要矛盾随之缓解，或作善后调理；"整体辨证"在解决主要矛盾的同时，解决形成矛盾的根源及其造成的广泛影响。两相比较，后者比前者成功率高，失误少，疗效高，副作用少。故我在后半生一直用"整体辨证"治疗疾病。20 年来，全息汤处方大概开了几万张，现仍继续开着。

一个中医，后半生只开一个方剂（实为"合方加减"）治病，这种奇特的现象，恐怕在中医界少见。为了什么？为了提高疗效，为了减少失误。

在临床用药时，也有时不见效，个别病例出现呕吐、腹泻等反应，但我从不对"整体辨证"产生怀疑和动摇。上述情况的出现，是对症状了解不全面，因而药物加减不当所致。随时调整处方，并嘱注意其他因素（如冷热、情绪、劳逸、饮食、烟酒、其他药物等）的影响，可很快取得疗效，不良反应也随之消失。

这里所说的疗效，因涉及病种很多，不能设定统一标准，包括痊愈、完全缓解、部分缓解、症状减轻等。常见病如流感、麻疹、急性肝炎、急性肾炎、急慢性支气管炎、病毒性心肌炎、胃炎、胆囊炎、泌尿系统感染、女性盆腔炎、附件炎、宫颈炎、痛经、月经不调、婴幼儿腹泻、老年性便秘、慢性咽炎等疾病，可较快治愈或完全缓解，很少发现失败的病例。冠心病、糖尿病、肺气肿、肝硬化、尿毒症等难以根治的疾病，服药后虽不能根治，但可明显缓解。慢性乙型肝炎、肝功能异常的恢复和临床症状的缓解，费时较短。"两对半"的全面转阴，则费时费力。"整体辨证"即系统疗法还不能治愈癌症，只可部分缓解症状。故"整体辨证"不能包治百病，也不是对所有疾病都能做到药到病除，但根据个人经验，其疗效确实比"分型辨证"更好。希望同道参与实践，验其真伪。

关于理论探讨。中医理论是在中医医疗实践的基础上，总结、概括并抽象而形成的理性表述。在中医的理、法、方、药中，居首位，对临床实践有重要的指导作用。如果把中医比做一棵树，实践是根，理论是干，方剂药物是枝叶，疗效是花朵果实。中医没有强大理论主干的支撑，不能像参天大树，而只能像丛生的灌木或攀缘的藤蔓，是可悲的。中医理论从来都不是固定不变的，而是不断发展变化的。中国古代文化中向来有崇古的传统，中医界尤为明显。即使如此，中医学的每次重大发展，无不突破传统，另立新说，实现理论的创新和发展。这就形成了众多的医学流派，丰富了中医学的内容，并使之不断发展。可惜现在停滞了，很少看到有创新意义的理论。任何学术，只有不断创新，才能充满活力、不断发展，停滞即意味着衰亡。中医的现状，令人堪忧。

"分型辨证"，在中医理论和实践中，占有重要地位。它无疑具有重要的科学内涵，故现在仍能指导临床实践并取得疗效，但时代久远，难以避免存在着历史的局限性。个人认为，"分型辨证"的局限性，表现为对疾病整体认识上的简单化和临床分型的复杂化。认为包含着各种错综复杂矛盾的疾病可以简单地分类，及至分类后，又发现你中有我，我中有你，"剪不断，理还乱"，故临床分型繁琐而复杂，使临床医生难以准确掌握和操作。整体观认为，疾病是一个复杂的矛盾统一体，其本身涉及五脏六腑（包括六经）、表里虚实寒热、卫气营血、三焦等，如果几乎全部交错出现的时候，并不一定非得需要详分细辨，亦可综合治疗、整体兼顾。对疾病认识的深化，带来了临床操作的简化。不论何种疾病，都给予"整体辨证"、系统治疗，只根据疾病的重点部位和突出表现适当调整处方即可。易于掌握，易于操作。实践证明，这样做是可行的。真理其实是简单的，只是人们在没有全面深刻了解它之前，往往将其复杂化。中医理论必须高度概括与简化，这是社会发展的要求。笔者作了初步探讨，望更多同道共同参与到这项工作中。

对社会有用的东西，应该留给社会，这是我到晚年推出这部著作的原因。

人的实践和认识总是不断发展的，真理的探索是一条没有终点的漫漫长途。我希望同道们将拙作作为铺路石，踏着它继续前行！

在"整体辨证"（系统疗法）形成的前期，有两个人对我有重要影响，一位是先父薛汉三，一位是我的二姐夫蔡祖森。我父亲是地方著名中医，理论功底深厚，临床经验丰富，且力主中医创新。他不仅教我医学知识和临床经验，还教我治学方法。他说："学中医，要能钻进去，又要能钻出来。钻进去，就是读书时深入了解其精神实质；钻出来，就是临证时不拘泥于前人结论，灵活运用，必要时另辟新路。"这些教诲，对我一生读书、临床、探索都有重要影响。我二姐夫是我学医和从医早期的伙伴。他勤于读书，善于思考，对三焦有深入研究，曾绘制三焦图，把五脏六腑都包涵在三焦之内。虽其三焦研究未与临床实践相结合形成实际成果，其人也英年早逝，但其三焦研究还是为整体观和系统疗法做了理论铺垫。应该说，这部专著也有以上两位亲人的心血的渗入。

整体辨证：疾病的中医整体观

人体是一个整体。人所患疾病，即为整体疾病。有的疾病重点在局部，但因其必然受整体的影响并影响整体，仍属整体疾病。故严格地说，没有绝对孤立的局部疾病，所有疾病都是整体疾病。这就是疾病的中医整体观。这一理论适用于观察分析所有需要内服中药治疗的疾病。

各种不同的疾病真的存在着共同的整体性吗？

任何人都知道，各种不同的疾病，表现并不相同，如发病群体不同、发病原因不同、重点部位不同、症状表现不同、现代医学检查结果不同、预后不同等等。就症状而言，各种各样，千差万别，有的严重，有的轻微，有的漫长，有的短暂，有的简单，有的复杂，有的明显，有的隐蔽，有的有形，有的无形，有的在上，有的在下，有的在体表，有的在体内等等。当我们把这些不同的疾病连同其症状，按一定部位顺序加以排列组合，就像门捷列夫按原子量排列各种元素一样，我们就会惊奇地发现，它们明显存在着规律，形成序列，是一个完整的系统。不同的疾病，不管其重点部位如何，都在这一序列之中，且表现出程度不等的整体系统性。故从全面看、从深层看，各种不同的疾病确实存在着整体性。这是客观现实，不以人们认识与否而改变。

各种不同的疾病为什么存在着共同的整体性呢？

37

这是因为人体是一个整体。按中医理论，人身五脏六腑、四肢九窍，通过经络联系，形成一个整体。人体患病，即使其重点部位在局部，但能通过经络传导，迅速影响全身，形成整体疾病。中医还认为局部可代表整体，如耳外形如倒置胎儿，耳针可治疗全身疾病等。现代科学证实，生物体的每一局部，甚至细胞，都携带着整体生命信息（如基因），用植物的局部组织可以培养成整株植物，一些低等动物可以重新长出失去的部分，克隆技术可以用体细胞培育出与原本体相同的高等动物等等。既然生物体的每一局部都携带着整体生命信息，人体患病，即使重点在局部，这一局部已经含有整体因素，也就具有了整体疾病的性质。至于其他部位，因处于整体之中，且含有相同的整体生命的信息，也就不可能置身事外，必然或隐或显或轻或重地有所反应，这就显示出疾病的整体性。所以说，疾病的整体性，是由人体内在本质决定的，并非主观臆造。

　　为了更好地认识疾病的整体性，必须重新认识中医以前关于疾病传变方式的论述。人体患病时，出现各种症状，这些症状处于动态变化之中，有轻有重，有先有后。古人认识疾病处于早期阶段，当然首先注意突出症状，而这些突出症状的出现，往往有先有后，这就使古人认为疾病的传变，速度缓慢，层次分明。如伤寒一日太阳，二日阳明，三日少阳；温病，卫之后方言气，营之后方言血，先上焦，再中焦，后下焦等等。这些论述，我们不要死于句下，不要认为疾病的传变类似"辨证分型"那样层次分明、清晰。随着时代的发展、经验的积累、认识的深化，现在可以完全证实人体患病时，全身反应多为同时出现，而且存在于疾病全过程。患病时出现的症状，确实有轻重先后等等不同，但那只是程度不同，或有些症状暴露明显，有些症状比较隐蔽而已，并无本质上的差别。只有突破前人或今人关于传变的"机械"理论，整体辨证（系统疗法）才能在理论上成立。

疾病的整体性是怎样显示的呢？

为了叙述方便，把它分为表证、上焦证、中焦证、下焦证、血分证，即各种疾病（尤其是错综复杂的疑难病症）都有表证、上焦证、中焦证、下焦证、血分证，而且存在于疾病的全过程。

表证是疾病的外在表现。凡病皆有表证。它存在于疾病的全过程。表证是疾病表现的一个侧面，与上焦证、中焦证、下焦证、血分证紧密联系，共同存在。表证表现为：恶寒、发热、头痛、鼻塞、流涕、喷嚏、咽干、咽痛、项强、腰背酸痛、四肢疼痛麻木、肢颤、无汗、自汗、盗汗、皮肤瘙痒、疹痘、疮疡等。表证重者脉多浮紧或浮缓，有热者脉多数。这里所说的表证，与以前含义略有不同。表证不是相对里证独立存在，而是与里证紧密联系共同存在，不是指疾病的初起阶段，而是存在于疾病的全过程。有些疾病虽不是由外感引起，但因整体功能紊乱，卫外功能受损，也有表证。有些症状，如瘙痒、麻木、疹痘、疮疡等，原不属表证范围，但其不但出现于体表，且表证病理特征明显，为了简化归类，也列入表证范围。

为了论述上焦证、中焦证、下焦证，还必须对**"三焦"**的含义作一界定。"三焦"的含义历来不太一致，本篇对其含义的诠释是为整体辨证（系统疗法）服务的，与前人略有不同。其含义是："三焦"是指胸腹腔，包括所含脏腑及其联属组织和功能。**"上焦"**指胸腔，包括心和心包（含脑）、肺及其联属组织和功能；**"中焦"**指腹腔上部，包括脾、胃、胆（含胰）及其联属组织和功能（肝本位居中焦，但其病理多表现于下焦，自古以来都明定肝属下焦，故从古义）；**"下焦"** 是指腹腔下部，包括肾（含睾丸）、肝、膀胱、大肠、小肠、女子胞（包括妇女整个内生殖器官）及其联属组织和功能。

上焦证是疾病在上焦的表现。凡病皆有上焦证。它存在于疾病的全过程。上焦证是疾病表现的一个侧面，与表证、中焦证、下焦证、血分证紧密联系共同存在。上焦证表现为：心烦、胸闷、胸痛、心悸、失眠、嗜睡、健忘、神智不清、精神错乱、咳嗽、喘促、痰多等，上焦证为主者脉多两寸滑或沉微，或有腻苔。

神志方面的症状，前人多分别与某脏腑联系，如五志（喜、怒、思、悲、恐）分别与五脏（心、肝、脾、肺、肾）联系。"整体辨证"认为，这种联系有一定意义，但神志与心（含脑）联系更为密切，为了简化归类，把这方面的症状统归于上焦证。

中焦证是疾病在中焦的表现。凡病皆有中焦证。它存在于疾病的全过程。中焦证是疾病表现的一个侧面，与表证、上焦证、下焦证、血分证紧密联系共同存在。中焦证表现为：胃痛、胃胀、胁痛、易饥、纳呆、反酸、恶心、呕吐、口干、口苦、口臭、牙痛、倦怠、乏力等，中焦证为主者，脉两关弦。

倦怠、乏力等症状，在很多疾病中经常出现，多为全身功能紊乱特别是湿困中焦脾胃所致。有人一律认为是虚，滥投补药，其认识是片面的。牙齿本不属中焦，因其与胃关系密切，为简化归类，故将牙痛等列入中焦证。

下焦证是疾病在下焦的表现。凡病皆有下焦证。它存在于疾病全过程。下焦证是疾病表现的一个侧面，与表证、上焦证、中焦证、血分证紧密联系共同存在。下焦证表现为：小腹或少腹胀痛、浮肿、黄疸、口渴、尿急、尿频、尿痛、癃闭、小便黄、小便混浊或带砂石、大便稀薄、大便干结或便秘、便带黏液或脓血、里急后重、脱肛，男子阳痿、遗精、早泄、无子，妇女月经不调、带下、痛经、不孕、癥瘕等，反映于上部则为头晕、目眩、耳鸣、耳聋等。下焦证重者，脉两尺弱。头晕、目眩、耳鸣、耳聋等，为全身功能紊乱引起，以前多从肝肾论治，为简化归类，故列入下焦证。

血分证是疾病在血分的表现。凡病皆有血分证。它存在于疾病全过程。血分证是疾病表现的一个侧面，与表证、上焦证、中焦证、下焦证紧密联系共同存在。血分证表现为：面红、目赤、唇青紫、皮肤潮红或起斑疹、咳血、呕血、血尿、便血或黑便、血精、经闭、崩漏等。血分证重者，脉涩，或有结代，舌质红或暗，或有瘀斑。

血分证前人多指为热性病的深重阶段。"整体辨证"所说的"血分证"是用于表述疾病深入血分，所有疾病都有血分证，且存在于疾病全过程，无深重之义，无阶段之分，故与前人略有不同。

以上分类，是为了叙述方便和易于掌握，以利展示疾病的各个侧面。严格说，这样分类并不准确，因为"整体辨证"认为，每一症状都与整体功能紊乱有关，并不绝对隶属于某一局部。

以上所用的"表证"、"上焦证"、"中焦证"、"下焦证"、"血分证"等术语，过去也曾广泛使用。术语是表述的工具，过去使用，现在仍有其意义者可继续使用，以体现传统，也便于掌握和理解；其含义并不完全适用于新的理论，可加以改造，或补充或修改，或重新诠释和界定。古人已经这样做过，我们当然也可以这样做。

全息汤：整体辨证的疗法

整体辨证（系统疗法）要研究和解决的是疾病的共性，即各种疾病对人体影响的共同规律，以及通过系统调整整体功能来治疗各

41

种疾病。整体辨证（系统疗法）也重视疾病的个性，并认真加以解决。但那是在整体战略指导下的战术处理，其观察、思考和治疗，始终离不开整体。

怎样进行系统治疗呢？

疾病整体性的形成和治疗的关键在少阳，包括足少阳胆、手少阳三焦。古代有关论述甚多，现选经典著作摘引于后：

《内经》："凡十一脏皆取决于胆也。"

《中藏经》："三焦者人之三元之气也，号曰中清之腑，总领五脏六腑，营卫经络，内外、左右、上下之气也。三焦通则内外、左右、上下皆通也。其于周身灌体、和内调外、荣左养右、导上宣下，莫大于此也。"

对其他脏腑的论述从没有像胆和三焦提高到如此的程度，说明胆和三焦对人体的生理和病理有全局性决定性作用。

《伤寒论》对少阳证症状记述有：口苦，咽干，目眩，两耳无所闻，目赤，往来寒热，胸胁苦满，默默不欲食，心烦，喜呕，或胸中烦而不呕，或渴，或腹中痛，或胁下痞硬，或心下悸，小便不利，或不渴，身有微热，或咳，热入血室等等。

对上列症状稍作归纳，即可明显看出包括表证、上焦证、中焦证、下焦证、血分证各个方面。既然少阳是疾病整体性的关键，治疗自然首先应和解少阳。

和解少阳首选小柴胡汤。一般认为，小柴胡汤即柴胡、黄芩、人参、半夏、甘草、生姜、大枣七味。实际上，小柴胡汤是加减变化的组方，上述七味，只是一种，也只适应某证型。原著加减法为：若心中烦而不呕者，去半夏、人参，加栝楼实；若渴，去半夏加人参、栝楼根；若腹中痛者，去黄芩加芍药；若胁下痞硬，去大枣加牡蛎；若心下悸，小便不利者，去黄芩加茯苓；若不渴，外有微热者去人参加桂枝；若咳者，去人参、大枣、生姜，加五味子、干姜。从以上加减可以看出，小柴胡汤中保持不变者只有柴胡、甘草二味，其余皆为按症而设，也可以看出和解少阳的基本用意为升阳、理气、和中，兼顾他症。

整体辨证（系统疗法）以和解少阳为轴线，取**小柴胡汤基础药：柴胡、甘草**。小柴胡汤及下方桂枝汤原著均用炙甘草。炙甘草炮制不便，且不易保存，故我临床多以生甘草代替，疗效不受影响。

整体辨证（系统疗法）的轴线确立后，其他层面则可依次展开。

表证最基本的病理特征是**风寒**。治疗表证首选**桂枝汤**。桂枝汤由桂枝、芍药、甘草、大枣、生姜组成。整体辨证（系统疗法）采用原方。此方有解表、疏风、散寒、调和营卫等功能。从现代医学角度看，具有解热镇痛、促进血液循环、提高机体自身功能和抗病能力等作用。

此方不仅可治发热、恶寒、头痛、身痛等表证，对上焦证心阳不振、寒邪郁肺，中焦证脾胃虚寒，下焦证小腹冷痛、二便不调，血分证血瘀等都有重要作用。

上焦证最基本的病理特征是**痰凝气滞**。治疗上焦证首选**枳实薤白桂枝汤**。此方由瓜蒌、薤白、枳实、厚朴、桂枝组成。整体辨证（系统疗法）采用原方。此方有通阳散结、化痰利气等功能。从现代医学角度看，对改善心肺功能、调节神经系统功能都有重要作用。

此方除治上焦证心烦、胸闷、胸痛、痰多等外，对表证肢麻、乳房肿胀、瘿瘤结核，中焦证胃脘胀满、嗳气，下焦证便秘或腹泻，血分证血瘀痰阻等都有重要作用。

中焦证最基本的病理特征是**湿困**。治疗中焦证首选**平胃散**。平胃散由苍术、厚朴、陈皮、甘草组成。整体辨证（系统疗法）采用原方。此方有化湿运脾、理气和胃等功能。从现代医学角度看，可促进胃肠蠕动，提高消化和吸收能力，对神经系统也有调节作用。

此方不仅可治中焦胃脘胀满、不思饮食、反酸吐水等，对表证四肢酸重、皮肤湿痒，上焦证困倦嗜睡，下焦证大便不实、妇女带多阴痒等也有重要作用。

下焦证最基本的病理特征是**水停**。治疗下焦证首选**五苓散**。五苓散由白术、茯苓、猪苓、泽泻、桂枝组成。整体辨证（系统疗法）采用原方。此方有通阳利水、健脾祛湿的功能。从现代医学角度看，可改善泌尿系统功能，促进有害物质排出体外，对心脏、脑血管、血压、神经系统、生殖系统都有调节作用。

此方不仅可治下焦证小便不利、浮肿、口渴、大便不实、小腹胀满等，对表证发热、皮肤肿胀渗液，上焦证心悸、喘满，中焦证胃胀、腹水，血分证瘀血肿胀等都有重要作用。

血分证最基本的病理特征是**血热、血瘀**，治疗血分证首选**生地、丹皮**。此二味有凉血散血功能。从现代医学角度看，可减轻炎症引起的组织充血和出血，改善血液循环和凝血功能等。

风寒、痰凝气滞、湿困、水停、血热血瘀之间的关系是怎样的呢？

痰、湿、水同为体液的病理产物，根源相同，性质相近，病理相通。它们互相联系，互相影响，共同存在，影响人体健康。但也有不同：凝结为痰，弥漫为湿，积聚为水。痰多凝于上焦，湿多困于中焦，水多停于下焦。痰影响心神则心烦、胸闷，湿影响心神则困顿、嗜睡，水影响心神则心悸不安。

风寒与血热是对立的统一体，它们性质相反，表现对立，但又互为存在的条件，共存于疾病这个复杂的矛盾统一体中，无寒也就没有热，无热也就没有寒。明确提出寒与热的对立统一的关系，是整体辨证（系统疗法）的重要思想基础。就疾病个体而言，有时风寒偏重，如恶寒、身痛、头痛、喜热恶冷等，有时血热偏重，如面红目赤、舌红、咽痛、喜冷恶热等，但强调一面而忽视另一面是片面的。伤寒学说更多强调寒的一面，故多用辛温；温病学说更多强调热的一面，故多用辛凉。整体辨证（系统疗法）则强调两者共存，既用辛温的桂枝，又用凉血散血的生地、丹皮，用于治疗所有疾病，比单用辛温或辛凉疗效都好。由此可以推想，长期形成的伤寒与温病的对立，也许可以在新的基础上实现统一。

风寒、痰、湿、水、血热血瘀，虽然分别是不同部位最基本的病理特征，但它们并不孤立存在，也不只是影响局部，而是紧密联系，共同存在，共同影响整体各部位，且不是平均分配，而是轻重悬殊，这就形成了无数组合，构成众多疾病和各种各样错综复杂的症状。虽然疾病众多，症状复杂，但每一疾病都影响整体各部位，而这些部位又都有其最基本的病理特征，这一规律没有变化，这就使通过调整体功能兼顾重点来治疗各种疾病成为可能。把上述各方药串联起来，就成了治疗各种疾病的复方组合，其构成为：

全息汤基础方（需要加减合方）

柴胡 12g、桂枝 10g、白芍 10g、瓜蒌 10g、薤白 10g、枳实 10g、苍术 10g、陈皮 10g、厚朴 10g、白术 10g、茯苓 10g、猪苓 10g、泽泻 12g、生地 10g、丹皮 10g、甘草 10g、生姜 10g、大枣 10g。

全息汤的基础方，即：柴胡和甘草、桂枝汤、枳实薤白桂枝汤、平胃散、五苓散、生地和丹皮。

此方可调整整体功能，用于治疗各种疾病，但只是个基础，使用时要根根病情适当加减，故命名为全息汤基础方。

此方具有升阳理气、疏风散寒、调和营卫、开胸化痰、化湿运脾、利水清血等多种功能。从现代医学角度看，具有解热镇痛，抗菌抗病毒，提高机体免疫能力，改善神经系统、循环系统、呼吸系统、消化系统、泌尿系统、生殖系统功能，促进有害物质排出体外等多种作用。适当加减，可治疗各种疾病。

全息汤基础方是将前人成方串联而成。前人曾经作了某些串联，如小柴胡汤与桂枝汤组成柴胡桂枝汤，小柴胡汤与平胃散组成柴平汤，小柴胡汤与五苓散组成柴苓汤，平胃散与五苓散组成胃苓汤等等。但是，第一，小柴胡汤均用原方，限制了其机动灵活性；第二，小柴胡汤、平胃散、五苓散未能联成一体，且缺少治疗上焦证的方剂或药物，没有形成系统；第三，没有引入清营凉血的思想和相应药物，对血热较重的疾病不能适应。整体辨证（系统疗法）经过对小柴胡汤的改制，并在前人基础上引入开胸化痰利气的枳实薤白桂枝汤，凉血散血的生地、丹皮，并把它们串联成完整的系统，这就形成了经过加减可治疗各种疾病且疗效卓著的全息汤基础方。

全息汤基础方因符合各种疾病的共同规律，所以可以广泛应用于这些疾病的治疗。但每一疾病又有各自的特殊性，即使同一种疾病，在不同人和不同阶段也有不同表现。这样，在使用全息汤基础方时，就不能一成不变，而是要根据不同疾病和不同症状，适当合方、加减。

在使用"加减合方"时，需注意以下几点。

第一，每一疾病可能出现不同症状，必须全面了解，不要忽略哪怕不太严重的症状。需要加减的，要一一按症加减，不需要加减的不要随意加减，以体现整体辨证（系统疗法）的严密和完整，这也是提高疗效的关键。

例如：一妇女患慢性盆腔炎，现正值经期，小腹、少腹疼痛，出血量多，询之月经先期，兼见头晕目眩、心烦胸闷、经前乳胀、恶心纳差、倦怠乏力、夜寐不安、大便干、小便黄、平时白带偏多等。在使用全息汤基础方进行系统治疗时，对于有些症状，如月经先期、头晕目眩、心烦胸闷、经前乳胀、倦怠乏力、小便黄、平时白带偏多，不需加减，因基础方已可以胜任。有些症状必须按症加减：小腹痛加重白芍用量，再加当归、川芎；少腹痛加川楝子、元胡；出血多加重生地用量，再加地榆；恶心加半夏、苏叶；纳差加三仙；夜寐不安加龙骨、牡蛎；大便干去瓜蒌加蒌仁。经过加减后，处方应为：

柴胡 12g、白芍 12g、桂枝 10g、蒌仁 10g、薤白 10g、枳实 10g、苍术 10g、陈皮 10g、川朴 10g、白术 10g、茯苓 10g、猪苓 10g、泽泻 12g、生地 12g、丹皮 10g、法夏 10g、苏叶 10g、当归 10g、川芎 10g、川楝子 10g、元胡 10g、地榆 12g、三仙各 12g、龙牡各 12g、甘草 10g、大枣 10g、生姜 10g。

一般服药 2～3 剂后，症状应显著好转，如未痊愈，需继续服药者，应根据症状变化调整处方。症状减轻，仍轻微存在，处方不变。

第二，同一种症状，可能出现在不同疾病中，除按症状加减外，有时还必须按疾病的性质加减。如右胁下痛，可见于胆囊炎、胆石症、肝炎、肝癌等。胆囊炎、肝炎按加减法，去大枣加牡蛎、青皮，其余则按症状加减。胆石症除按加减法加减外，还须加金钱草、海金沙等。肝癌除按加减法加减外，须加鳖甲、半枝莲、白花蛇舌草等。为使加减法不至过于复杂，这些按病加减用药，一般不列入总论所述加减法，治疗时可参阅《十年一剑全息汤》各论中相关疾病。

第三，《十年一剑全息汤》所列加减法为个人经验的积累，疗效确切，但不应视为固定不变的模式，随着实践的发展，其加减方法也必然随之变化。只要确有疗效，可不断探索，但不应破坏整体辨证（系统疗法）的整体构架。

薛振声 2003 年 3 月 16 日于邳州炮车

本文选自《十年一剑全息汤》（薛振声著，中国中医药出版社出版）

4

区区五苓散，能医太多病
（最受追捧的讲座）

—— 作者：黄煌 ——

编者按

今天，北京中医药大学"爱心天使"同学发来组建"学中医公益小组"的消息。

读了这位同学的信，我们很受感动。《悦读中医》微信与丛刊的创办缘起，就是来自社会各界"中医志愿者"的发心和行动。今后，我们将发心赞助"教学中医"公益事业所需教材（如《悦读中医》丛刊等纸质教材或电子书包），让"爱心传递、中医传播"的星星之火可以燎原。此外，我们还听取"老少志愿者"的建议，将《悦读中医》丛刊的字体适度调大。其实，所刊全部文章，均为"精品中的精品"，不妨慢读细品，让喜悦更多更长。

下面，就是大家期待的"悦读中医"精彩文章。如果觉得很棒的话，请您向最好的朋友"分享喜悦"。

《悦读中医》 读者来信

志愿者北京中医药大学"爱心天使"同学发给悦读中医的消息：

利用暑假的机会，我们组建了一个学中医公益小组，为社区居民义务讲授中医入门课程。

没想到的是，很多大妈、大爷们对于中医学习的"口味"，已经不再停留在传统的养生知识、饮食疗法、体质辨别等等，而是要求讲些更专业、更纯粹的经典课程。有位大妈对我们说："天天看电视《养生堂》节目，什么阴虚、阳虚、气滞、血瘀，都成了常识了。你们给讲点更系统的中医课吧。"

这可让我们为难了，真要给大爷、大妈们讲《神农本草经》《伤寒杂病论》，且不说自己的水平还不够，就算真能讲，那大爷大妈们能听得明白吗？

同学们集思广益，有了，北京中医药大学郝万山教授、湖南中医药大学熊继柏教授、南京中医药大学黄煌教授、江西中医药大学姚梅龄教授等的中医课，最受中医界人士的欢迎，是同学们最为追捧的课程。而且他们的课程专业而不失生动、精深而不失通俗。我们就用他们发表过的演讲作为素材，来为社区居民讲课，岂不是"两全齐美"的公益行动？！

说做就做，马上行动。

来听课的社区居民还有不少暑期放假的孩子们。所以，这个中医公益班成了"老少同堂"的特殊班级。有位干了一辈子医务的阿姨（奶奶）还对我们说，假期你们中医大学的学生来讲，以后，我们老年人也组建"学中医公益小组"进行授课，咱们一起把中医传播给更多人。

黄煌，南京中医药大学教授、博士生导师，江苏省名中医，南京中医药大学董事会副董事长。

我是为推广经方而来的。经方是我们中华民族几千年使用天然药物的经验结晶。为什么说它有几千年历史，这不是瞎说的，中国人最早吃药是吃单味药的。前几年在杭州萧山一个叫跨湖桥的遗址上考古人员曾经挖出过一个陶罐，这个陶罐据说是 7 千年前人类的煎药罐。在这个陶罐里面，考古人员发现有一撮已经碳化的植物根茎，考古人员认定这是 7 千年前古人吃药的药罐。这只是单味药，后来我们的先人学会吃 2 味药、3 味药、4 味药……慢慢形成很多复方。所以现在我们学中医、学中药，不能只停留在单味药上，因为复方才是我们中医的智慧所在。

在长时间实践中积累出来的复方，我们称之为"经方"。这些方子很多都被收录在《伤寒论》和《金匮要略》里，可以说张张是好方。只要把它学成、学透，在临床上是很容易见效的。绝对不会像现在我们用了一大堆的药效果还出不来。其实你只要把经方学好了，不要说是常见病，就是很多大病、重病，也可以治疗。我今天给大家带来的方是五苓散，这还是我第一次在经方班上讲这首方。

这个方不大，只有 5 味药：猪苓、泽泻、白术、桂枝、茯苓。

这 5 味药是打成粉的，而且要用"白饮和服方寸匕"。"方寸匕"是古代的一种量器，一方寸匕大约 2 ～ 3g。"白饮"，有很多医家考证是米汤，也有人说是白开水。白饮调服，一般 1 天吃 3 次。这张小方是古代治疗水逆病的专方。不要说中医不辨病，古时候中医是辨病的，只不过这个病现代西医没有认识到，没有记录到现代疾病名称大辞典里面去。五苓散就是古代一种叫做"水逆病"的专方，何谓"水逆病"，就是病人口渴，但是喝了水还会吐出来。

经方中有很多方是专治某种病的，但后世把这张方扩大也可以用来治疗其他病，所以在后世看来，五苓散又是一张通阳利水方。按照中医来讲，它具有利水作用，它能将我们体内多余的水排出体外，同时，它还有一个通阳的作用，因此我们把它称为一个经典的通阳利水剂。现在我们用这个方治疗以口渴、吐水、汗出、腹泻同时小便不利为特征的一类疾病。五苓散治疗面非常之宽，已不仅仅局限于古人治疗"水逆病"这一点，我们已经将它扩大化，下面我会向大家介绍。

这个方的用量比较特殊，它用铢来算。猪苓十八铢，泽泻一两六铢，白术十八铢，茯苓十八铢，桂枝半两。这是怎么算的呢？汉代一两等于现在多少还有很多争论，大多数学者认为一两等于 3g，但是也有不少学者认为，应该等于 15.625g，这个相差是非常大的。在认定五苓散的前提下，我们强调的只是相对剂量，就是它的比例，所以按照古代二十铢为一两的计算方式，五苓散的配比：猪苓是三，茯苓是三，白术三，泽泻最多是五，而桂枝二，要说明一下，桂枝，不要仅仅理解为我们现在药房里面配的桂枝，张仲景时代没有桂枝、肉桂之分，而我们现在有桂枝、肉桂之分。其实它们都是肉桂树上的不同部分，一个是嫩枝，一个是厚皮。张仲景时代的桂枝，据我的体会主要是肉桂，尤其是做散剂、丸剂的时候，一定要用肉桂，而且是好的肉桂。所以大家使用五苓散散剂的时候，桂枝一定要用肉桂。现在我们也用五苓散的汤剂，用汤剂的时候可以用桂枝，但是桂枝量要大。肉桂也可以用，但肉桂要后下。有时候开五苓散，只有5味药，病人嫌少，我就既用桂枝，又用肉桂，一共就有6味药。

我们学经方一定要看经典，一定要看张仲景的原文。原文是我们研究经方、使用经方的最基本出发点。我们要以经典方证作为我们的基本依据。张仲景关于五苓散的条文不少，我归纳一下：71条"脉浮，小便不利，微热消渴者"；72条"发汗已，脉浮数，烦渴者"，说明渴的程度非常严重；73条"伤寒，汗出而渴者"；74条"渴欲饮水，水入则吐者"。注意，张仲景很多条文上都有"者"字，这其实是指"这样的人"，有"这样的人"才用这样的方。它不是像现在西医，讲的是什么病，肠炎、上呼吸道感染等等，西医讲病，中医讲人。还有156条"痞不解，其人渴而口燥烦，小便不利者……心下痞"，上腹部不舒服，不仅口渴，口干，而且心里面非常烦躁，五苓散条文中多次提到小便不利；五苓散还能够用于治疗霍乱，386条"霍乱，头痛发热，身疼痛，热多欲饮水者"，霍乱是古时候一种以呕吐、腹泻为主要特征的疾病，这个病出现头痛，发热，而且身疼痛，同时还有热多，欲饮水；《金匮要略·消渴小便不利淋病脉证并治》"脉浮，小便不利，微热消渴者"；《金匮要略·痰饮咳嗽病脉证并治》"假令瘦人，脐下有悸，吐涎沫而癫眩……"。张仲景原文中说得最多的就是"口渴"和"小便不利"，它揭示了五苓散证使用的一个关键点。针对张仲景当时的疾病，用五苓散方证的特征是"口渴"和"小便不利"，所以我们一定要从这里入手透析五苓散方证，了解什么情况用五苓散。

古时候经方的使用不像我们现在这样讲究理法方药，当时是没有什么理论的，只是"有是证，用是方"。病人出现什么反应状态就用什么方；这个医生看到什么人就用什么方；病人出现什么病就用什么方。它并不是像我们现在这样，先想到这个人是阳虚还是阴虚，到底应该扶阳还是滋阴，没有那么多复杂的理论。这是一种朴素的思维，有人称之为一种原始的思维，但这是一种非常有用的思维方式。我当时跟老中医学习的时候，经常按照教科书上的思维去分析他是怎么看病的，但发现老中医并不是按照我们教科书上写的，先理法后选方，再斟酌用药。老中医抽着烟，盯着病人看，摸摸肚子，看看喉咙，摸摸脉，想了半天最后说："这个病人要吃附子的"、"那个病人要吃桂枝的"、"这个人要五苓散加黄芪吃的"。他的脑子里面都是什么？药证，都是方证，然后写"按"的时候才讲一些理论。后来我发现中医看病只有把药证、方证抓住，才是最最有利的武器。而不是脾虚肾虚，不是水不涵木，不是肝阳上亢。所以我们在研究五苓散方证的时候，先要看看张仲景用五苓散是治疗哪一类疾病的。

我们来说说**口渴**，这是我开始读伤寒的时候一直弄不明白的。口渴、口干舌燥在那个时候往往认为是阴虚。五苓散里面有白术、茯苓、泽泻，还有温热的桂枝，怎么可以用来治疗口渴呢？为什么不用沙参、麦冬、天花粉？这就是张仲景的思维，就是跟我们的教科书不一样。首先我们来看看他的口渴是什么样的口渴。口渴，确实是一种渴感，但很多人渴也不喜欢喝水，这在临床我们也看得到。有的病人拿点水放在嘴巴里面润一润就可以了，不能多喝，喝多了不舒服，喝多了上腹部会有咕咚咕咚的水声。而且我们治疗时候发现确实有一些五苓散证的患者，腹部按压会有水声。很多人喜欢喝热开水，凉开水、矿泉水喝了反而不舒服，他们喝水以后，水好像一直停留在胸下走不了。这种口渴，我们临床上经常看到。有不少干燥综合征患者，口渴，不停地喝水，但喝不多，我们用五苓散就很有效。有时候看他们的舌头，口腔里面确实很干燥，没有口水，舌苔是干的，但是有的依然照用五苓散，因为有比较严重的口渴。口渴，在张仲景的经验里面，是又夹杂其他一些症状的。比如说，口渴伴小便不利；口渴但饮水即吐；口渴伴腹泻下利；口渴伴出汗；口渴伴有头痛眩晕；甚至还有意识障碍和言语障碍；也有口渴烦躁，口渴心动悸的……口渴伴随症是很多的，这时候我们要进行分辨。口渴，是使用五苓散很重要的一个指征。

小便不利。什么是小便不利？小便不利，在张仲景的书中，是一个很模糊的概念。它只是讲小便出现问题，包括小便的次数出现问题，小便的量出现问题，像柴胡加龙骨牡蛎汤也有小便不利，这主要是尿频或者尿失禁。很多因精神原因出现的小便失禁、尿频尿急，我们使用柴胡加龙骨牡蛎汤。五苓散方证的小便不利有其特殊的表述。五苓散所治小便不利，首先是小便量少，其次每次小便不是很畅快，或者是小便的次数少。一般情况下，我们早晨起床后有1次小便，然后在10点、11点或者12点时候有一次小便，下午大概在3、4点左右有1次小便，晚上还有1次小便。但是很多五苓散证病人小便的次数非常少，有时候1天2次，有时候在疾病过程中甚至完全没有。比如说有些小孩秋季腹泻，水泻得非常厉害，小便一整天都没有，是有这种情况的，水都泻掉了，这在急性吐泻疾病的过程中是比较常见的；慢性病中，我们判断的小便不利，大多是小便的次数偏少。我们有时候问病人，上午有没有小便，每天有几次小便？往往他们小便次数都比较少。更重要的是，我们要从他有没有浮肿这一点上来判断他有没有小便不利。有时候，你问病人有没有小便不利，他是说不清楚的，小便不利隐含着水在体内排不出去的情形，可形成浮肿。很多人早晨起来眼肿，下午腿肿；也有一些表面上看不出来的浮肿，但是有大大的眼袋，或眼眶总是肿；或有的人脸特别的大，看上去就是浮肿貌，这些我们都可以看做是小便不利的延伸。从这点来说，它提示我们看张仲景的原文不能看得太死，要活看。小便不利这里也等于是**浮肿**。

五苓散确实有很好的利尿作用，的确可以治疗各种浮肿。除了口渴、小便不利这两个五苓散方证的主要特征外，经常还会出现一些其他的指征，我们在张仲景的原文中也可以看到。

我归纳一下，第一就是**出汗**，五苓散可以用来治疗自汗甚至盗汗。汗多的人，可以使用五苓散。张仲景原文："伤寒汗出而渴者，五苓散主之。"一些五苓散体质的病人，轻轻一动就出很多汗，浑身像被水冲过一样，衣服都贴在背上。有很多很胖的人跑过来看病，坐下来之后，后背都湿了。这些大多数是五苓散证。

第二，**呕吐**。张仲景本来就用这个方来治疗水逆病，这个方是古时候治疗水逆证的专方。水逆，就是水入即吐，很多呕吐，尤其是吐水的，都可以使用五苓散。所以我想，古人为什么要用散剂？本来病人就不能喝水，再喝汤剂是不行的，所以张仲景把白术、茯苓、猪苓、泽泻、肉桂打成粉，少少地喝下去，这样就不会吐水了。要不然喝一碗汤下去，有的患者是会立刻吐出来的。对于呕吐的患者，张仲景要么就是浓煎，像小柴胡汤进行二次浓缩，然后少量地吃；要么就是散剂。呕吐，现在使用五苓散治疗是不错的。

第三，**口干燥**。口渴是一种感觉，口干是一种他觉，是我们看到的，病人的口腔里面干燥没有津液，但这种没有津液舌头并不红，舌头是淡淡的，胖胖的，舌苔是满布的，但是表面上没有多少津液，这在干燥综合征的患者中非常多见。这依然是五苓散证，张仲景在原文上也写得很清楚："其人渴而口燥烦……五苓散主之。"

第四，**悸动**。悸动是张仲景方中一个很重要的术语。刚才讲汗出，呕吐，口干，烦，是张仲景重要的方证语言，悸动也是一个重要的方证语言。张仲景原文中讲到："假令瘦人，脐下有悸，吐涎沫而癫眩，此水也，五苓散主之。"脐下有悸，这个"悸"是什么？肚脐下面跳动。什么在跳动？腹主动脉跳动，有一种搏动感。我在《张仲景50味药证》里面讲到，桂枝证的主要特征就是气上冲，这个气上冲是什么？并不是我们说的膈气，而是指一种搏动感。有的是指脐下悸动，腹主动脉跳动；有的是胸中气，就是我们的心跳。这是使用桂的一个指征，五苓散里面有桂，所以它可以用来治疗悸动，脐下悸。现在我们使用五苓散来治疗一些循环系统的疾病也是可以的，因为循环系统疾病的病人往往感觉到一种动悸感，心悸、心慌的感觉，甚至是肚脐跳动的感觉。这个悸还有一种，就是指肌肉的跳动，或者痉挛。现在经常有病人的主诉是：我的眼皮老是跳，我的肌肉老是跳。这种情况怎么判断呢？我们说这里面有水。可以用五苓散，尤其是其中的茯苓，最擅长治疗这种肌肉的跳动。茯苓和桂枝相配之后，对于脐下悸、胸中悸，效果都很好。前面我们提到的呕吐，也是茯苓主治症的一种，白术、茯苓也能治疗呕吐，它能把里面的水去掉。

第五，五苓散方证中还有一个不能忽视的就是**癫眩**。"癫"是精神错乱，言语行动失常，癫狂，癫痫，有抽搐的意思，是感觉的障碍，是意识的模糊。五苓散也能用来治疗一些神经内科的疾病。上次我就治疗过一个女孩子，她打了抗生素之后过敏，脑内积水，结果经常头痛，于是医生用管子将积液引流到胸腔里面。但之后她会突然之间出现神志模糊，久治不愈。各种办法都尝试过，但都不行。我看她头痛，呕吐，汗又多，就用五苓散。用了五苓散后症状很快就缓解了，也不出现意识模糊了。所以五苓散也能治疗脑部的疾病，张仲景用"癫眩"两个字是有道理的。五苓散还能用来治疗多种头痛，头晕，眼花和幻觉。眼花，也称之为眩，是我们老百姓常说的眼睛发花，其实也就是一种视物模糊。而眩，是用五苓散治疗的一个非常重要的指征。因此五苓散除了用来治疗呕吐、自汗的疾病，也可以用来治疗神经内科的疾病。

第六，大家不要忘记，五苓散还有一个重要治疗指征，就是**下利**。但是张仲景的原文中没有专门讲到这个问题。下利，就是腹泻，大便不成形，特别是水泻。下利是五苓散方证，也是现代我们非常常见的一个指征。我在确定一个人能不能用五苓散的时候经常问他的大便。大便怎么样，次数多少？每天几次，成不成形，也有人说大便还可以，但是开头很硬，等到一个塞子下来之后，哗啦啦的都是稀水。我们从这些表现就可以看出可能是五苓散证；而很多喝过酒、吃过肥腻东西之后的拉肚子症状，那更是五苓散证。所以用五苓散证的时候我们一定要问他的大便。

上述几个指征：口渴，小便不利，然后出现汗出，呕吐，口干燥，悸动，癫眩，下利，我们一定要把它抓住。如果说口渴，小便不利，是把这个方证的核心把握住的话，那癫眩，下利，汗出，呕吐，口干燥，就是它的兼症。我们把这个抓住了，基本上就把握住了五苓散方证。

下面，我们进入临床运用，这是大家最关心的部分。经方的学习，关键是经验的交流、收集和评价。光靠理论是不行的，你必须要广收博采各家应用经方的经验。今天我只是讲一下我的经验或者其他人的经验，更多的还是希望大家利用网络、图书馆收集大家的经验。今天我也和助手商量，一定要把经方沙龙改成一个权威的、全国的经方应用信息交流与评价平台。

下面我就说说五苓散临床有何运用。

首先说一下五苓散止泻。五苓散止泻效果最好。下面是曹颖甫先生的一个医案。曹颖甫先生是一百多年前的经方大师，他也主张经方，讲经方要讲实验。他写了一本书叫《经方实验录》，当然，这个"实验"是指临床验证的意思。这个老先生是个了不起的经方家，尽管他在政治上十分保守，辛亥革命之后，他的辫子始终是拖着的，他不肯剪，外号"曹小辫"，但是他对经方一往情深，在人家不用经方的时候，他坚持使用经方，他说："仲景之方，仲景之法，今古咸宜。"不论是古代还是现代，都是可以用的。所以他的临床，经常是经方的原方，不加不减。这个病案是从他的医案集中摘录下来的，言简意赅："大南门，郭左，洞泄，当分利。"郭左，姓郭的人，男左女右，是个男的，住在哪里？大南门，住在上海的大南门，什么病，洞泄，怎么办，当分利。洞泄是什么？是一个古病名。《内经》上就用，这个洞泄指的是稀泄无度，空洞无物，就是全部都泄空了，就像我们现在夏天常见的那种水泄性肠炎，哗啦啦地泻，全是水，每天十多次。洞泄该怎么办？当分利。分利，就是利小便而实大便。用什么方？用五苓散。"川桂枝一钱，猪茯苓各三钱，生白术三钱，炒泽泻两钱。"根据他的学生回忆说，曹老先生当时在上海，夏天经常用五苓散治疗这种腹泻。五苓散止泻我也有经验，当时看了曹老先生的医案，刚好夏天来了一个中年妇女，当时她已经泄泻半个多月，肚子一直咕噜噜地响，拉稀，于是我用这个方。当时还不敢用原方，在原方上加了一味车前子，用了之后，很快就止泄了，所以当时留下了很深的印象。不要小看这5味药，我告诉大家，张仲景的原方最好不要乱加乱减。现在我们都有一个误区，虽讲辨证论治，但都讲灵活性，就体现在制方上，容易头痛医头，脚痛医脚，结果一张方子开出二三十味药，这根本是没有效的。用方就要用原方，现在经方的教学，我首先强调的就是用原方，用原方最有效。这其实也最容易，但是现在却变成最难的了。因为思维已经僵化，老是去加加减减。所以我希望大家用原方，五苓散，就原方最有效。

以上是曹颖甫先生的案例。现在报道的案例也非常多，临床上报道五苓散用于治疗婴幼儿的腹泻效果肯定。婴幼儿腹泻一般是夏天出现，特别是1周岁以后到3周岁之内的孩子发生率非常高，抗生素没效，往往具有自限性，很多药都不起作用，但是对五苓散却很敏感。一则案例报道说，用五苓散止泻的平均时间是两天半。桂枝5g，泽泻6g，白术9g，茯苓10g，猪苓8g，量比较少，发热加葛根，呕吐加藿香或者生姜，就是这样而已。五苓散治腹泻是有效果的，你们可以试的。另外一则案例中报道，用五苓散的止泻效果明显要好于西药的常规治疗。案例中医生是有对照的，而且对于1岁的小孩每次只用6g，并且是在煎煮之后频服。五苓散煎出来的汤我尝过，没有那么难喝的，非常好喝。婴幼儿完全可以接受，一点点药就可以。用了经方之后，你就能体会到什么是"四两拨千斤"。用准以后，一点点药就起作用。我一直在想，日本的用药量，当然诸如大剂量附子的那些特殊用量除外，很多是我们现在常用药剂量的1/2、1/3，甚至1/5。照样有效。小剂量行不行呢？小剂量有利于环保，有利于基态，不会浪费，而且不会出大问题。另外，还有医生用五苓散治疗秋季虚寒型腹泻，作用比抗生素明显。上面已经提到，抗生素对这个病根本不起作用，而且是越用越不好。中医的儿科医生是最有成就感的，因为药方一用就灵，在座的同学们以后可以选儿科（众笑）。儿科的话，像推拿这些都是十分容易见效的。现在的儿童医院都是很忙的，就是钱赚得少一点。

有意思的是不要以为五苓散仅仅只是利水药，临床上发现，一些由呕吐、腹泻导致的**脱水症状**，用五苓散依然有效。它具有双向调节作用的。水多了，能够把它排掉；脱水了，能够纠正这种状态。有人研究用五苓散治疗腹泻引起的脱水症347例，按原方比例，成人每次6g，1岁以下1.25g，治愈率达到95.7%。案例中有对照组，发现五苓散治愈率最高，止泻及纠正脱水时效最快。五苓散确实是使用一点点就可以起作用。我们学校有一个经方模拟诊室，同学们可以在那里加工药材，自己吃，我有几个已经作老师的学生也经常给同学加工五苓散，有些小孩子腹泻，肚子不舒服，用一点点五苓散开水冲服就好了。所以不要以为我们中医中药都是一大包的、用蛇皮袋装的那种，那是牛药，不是人药。

脂肪肝腹泻。脂肪肝现在在我们大陆是时髦病。很多患脂肪肝的人大便都不成形，每天2～3次，脂肪肝腹泻，用什么方最好？五苓散最好！五苓散还具有降脂保肝的作用，下面我将会提到。还有用抗生素后引起的腹泻。这种情况很多，用了抗生素之后莫名其妙拉肚子，什么原因？抗生素把正常菌群给搞乱了！这种抗生素腹泻，不能再吃黄连素（小檗碱），也不能再使用氟哌酸（诺氟沙星），但是五苓散可以用，附子理中丸也可以，其实附子理中丸治疗抗生素腹泻也是不错的。情况再严重的就用四逆汤。抗生素是寒凉之品，会导致阳虚，当用四逆汤。

还有一个是**酒后腹泻**。尤其是大量饮酒出现恶心，呕吐，腹泻，而且口干。特别是烈性酒，喝过酒后晚上口渴，大量喝水，尿还不多，第二天起来头还是昏昏的，嘴巴里面还有酒气，甚至还有浮肿。酒喝多还会让人发胖。张仲景治疗胸痹的患者大多是瘦人。酒喝多之后会生湿。人是胖的，肉是松的。这种情况就要用五苓散来利。所以酒后腹泻，我们选用五苓散，或者说酒客的保健用药，可以选用五苓散。

关于止泻的问题，五苓散在临床上应用得很多。但是要注意这种水泻与葛根芩连汤证相鉴别。葛根芩连汤也是能治疗泄泻的，但那是协热下利，热表现在肛门灼痛，而且喷出来的稀水臭秽难闻，腹痛，舌苔黄腻，脉数。五苓散的腹泻，大多是稀水，腥臭，不同于葛根芩连汤恶臭，排出物粪水分离。如果排出物质地胶黏，排气气味恶臭，那也不是五苓散的适应证，宜用黄连、大黄。

下面说说五苓散止吐作用。水逆证的特点就是呕吐，但它是渴欲饮水，水入则吐。我还清楚记得，当年我学医的时候，我的老师叶秉仁先生曾经讲过一个案例，他从上海国医学院毕业之后，回到家乡看病，刚好一个大地主的公子从城里放暑假回来。很高兴便吃了很多牛肉，吃牛肉之后第二天肚子胀，发热，拉肚子，泄了之后口渴干燥，家里拿西瓜汁给他喝，他喝了之后又吐掉；再喝，又不停地吐，我师父就用五苓散，一用，马上就好，这就是水逆证。

现在，五苓散可以用来治疗急性胃肠炎呕吐，也可以用来治疗妊娠呕吐。五苓散是比较安全的。好多人经常问我，妊娠呕吐能不能用半夏厚朴汤、半夏泻心汤治疗？我说这个最好不要，原因在半夏，虽然说吃了半夏之后不会马上导致胎儿畸形，但是药理实验、动物实验表明，半夏，能导致胎儿畸形，或者会导致流产。所以，为保证我们自身安全，对于孕妇，我们一般不主张使用半夏进行治疗。相比之下，五苓散就比较安全，它不会引起堕胎、畸胎的问题。但是妊娠呕吐是要吐水的，用五苓散才有效。最近用黄连阿胶汤治疗一个严重妊娠呕吐伴先兆流产的病人。因为她白白瘦瘦，手心通红，烦躁不安，晚上睡不好觉，脉搏跳到120（次／分）多，热象非常明显，所以我用黄连阿胶汤，黄连、黄芩、芍药、阿胶，而不用五苓散。

五苓散还可以用来治疗新生儿呕吐，喝酒以后的呕吐，溺水以后的呕吐，幽门狭窄出现的吐水，这些都合适，甚至有人用五苓散来治疗晕车、晕船的呕吐。我记得那时我在研究生办当主任，我们那个副主任去接儿子，没想到他的儿子一上出租车，没跑多少路就吐了好多水。晕车、晕船为什么会吐那么多的水，我也不知道，但是吐掉之后，他就好了。我想这个晕车、晕船的呕吐，恐怕就要吃五苓散。我在网上也看了，倪海厦老先生在回复一个网友如何解决晕车问题的帖子中也说到了，他用五苓散就可以解决问题，后来那个网友查到五苓散并打了粉吃，果然有效。所以总是晕车的人，出门之前除了可以在肚脐眼上贴个风湿止痛膏、含点生姜外，还可以吃点五苓散。

甚至抗生素副作用引起的呕吐使用五苓散也有效。在1973年的时候就有报道，用五苓散冲服治疗11例抗生素治疗后出现呕吐、口渴、尿量减少、上腹部疼痛的感染性发热的病人，服药后均症状减轻并消失。这个经验是值得我们重视的，因为抗生素滥用，中国是世界之最。抗生素带来问题，怎么办？我们中药来扫尾。在国外是不会出现那么多问题，但是在中国是不可思议的，除了抗生素滥用，还有就是滥用挂水（输液）。现在孩子一发热，就用很多抗生素，挂很多的水，所以现在很多人都出现了五苓散证。五苓散我估计是大有用武之地。《名医类案》记载，明代名医江应宿治愈一19岁青年，患伤寒发热，发热同时出现饮食下咽少顷尽吐，喜饮凉水。入咽亦吐，嚎叫不停，脉洪大浮滑。在这里注意脉浮滑，不一定是白虎汤证，水逆证也可以出现。脉浮滑，也可以用五苓散。江应宿先生给他用的就是五苓散。

回到现代，日本汉方的书还是值得我们看看。大家不能只把眼光盯住自己看。日本汉方医学是在张仲景的医学理论基础上发展起来的，他们的经验值得我们借鉴。尤其是日本近代汉方的大家——汤本求真，他留下的《皇汉医学》这本书，影响了很多人。像胡希恕先生、岳美中先生、陆渊雷先生、叶橘泉先生都是看过《皇汉医学》的。汤本求真之后，又涌现了现代的汉方家，我们比较熟悉主要有两个：一个是大冢敬节，最近有本书《汉方诊疗三十年》，这个就是他的医案集，是值得我们看的；还有一个，是矢数道明先生，他也有汉方的著作——《汉方治疗百话》。日本人的科研，就是实实在在从临床上来的，就是从病例上来的。我参加过他们几次会议，他们的报道不像我们的多少例、几百例等等，他们就是6例、7例、10例，1例也行，但是实实在在，是真正的科研。来自西雅图的马屹正院长也参加过。所以大家以后不要忌讳个案，我们中医就有个案。张三的个案，李四的个案，10个个案，50个个案，100个个案，合起来就可以了，所以我们现在一定要建立信息共享的电子平台，大家都来参与，大家都贡献自己的案例，只要这样我们的水平就能上去了。

再来看看矢数道明先生怎么用五苓散。他治疗一个5岁的男孩，患有痢疾，高热，但是退热之后出现烦躁，烦躁拒绝盖被子，还有非常重要的就是口渴，水入则吐，饮一口则吐出两三口，小便不利，脉浮数，大而无力，用五苓散 2g，即方寸匕，米汤溶化服用。服 1 剂，呕吐停止，小便利，食欲好转。我记得我以前当中医学徒的时候，给病人开方子开 3 剂，就算多的了，而我们老师出诊只开 1 剂。以前就是"一个榔头你搬不过来的话，下次是不来求你的"（一剂知），哪有像我们现在那样一开就是 30 剂。

明代，相当于现在的太医院院长——薛己，当时他用药经常一次开 20 剂、30 剂，人家就说他是让病情自动衰退才好的，不是他的药治好的。现在的话，就更糟糕了。所以我们现在用经方，经方就是"一剂知，二剂已"，这才是经方！

下面我们看看五苓散减肥。以下是我的病案。病人五十多岁，主诉是减肥后身体不舒服，受凉即腹泻，腰背部不适，睡觉时必须侧卧，眠差。检查结果：低密度脂蛋白升高，血糖接近临界值，心电图提示 S-T 段改变，心肌缺血，舌头暗淡胖大，伴有脂肪肝。家族史有冠心病、高血压病、糖尿病。病人的要求是调理体质。临床上有很多病人都是希望找我们调体质，因为他们知道头痛医头、脚痛医脚是不行的。当时我看病人受凉容易腹泻，血脂高，方用五苓散加减，因为他后背不适同时出现心肌缺血，所以合用葛根、川芎。葛根、川芎这 2 味药合用，能够改善心脑血管血供。葛根，可以用于治疗项背强，张仲景说过，项背强几几，指的就是项背部强硬，但是这个不可以理解为大椎部疼痛，项背指的是头项腰背这部分不舒服。强，就是沉重感，无力感，拘急感，僵硬感。在表述上，有的病人会说，身体重；有的病人会说我拖不动身体；有的病人会讲，身体疲劳。凡是那些比较粗壮的人，出现这种症状，我必用葛根。川芎是止痛药，张仲景用它来治疗胸痛。在《金匮要略》中，白术散下有八个字："心下毒痛，倍加川芎"，心下出现毒痛，就是让人置于死地的疼痛，指的就是心绞痛、真心痛，张仲景这个时候就要把川芎加倍。加倍的川芎治疗胸痛很有效，所以我就晓得速效救心丸为什么有用了。速效救心丸里面2味药，一味是冰片，还有一味就是川芎。川芎也能治疗头痛，散偏汤，川芎一两治疗偏头痛；川芎也能治疗肚子痛，当归、白芍、川芎，张仲景经常用来治疗妇人肚子痛的三姐妹药。现在看来，川芎就是止痛药，它有解除痉挛、扩张血管、改善心脑血管供血的作用。对于糖尿病、高血压和心脑血管疾病，我经常使用葛根、川芎再配上五苓散，芍药也可以用赤芍，也有活血止痛的功效。

这个方什么作用最明显呢？没想到它的减肥作用好得不得了，有一位病人是2008年10月份来看病，他后来在2009年2月份第四诊的时候告诉我，吃了这个药，他全身都很舒服，胸闷、心慌、心痛的感觉没有了，而且腰也不痛了。在这里注意一下，其实很多的腰痛是葛根汤证。更令人可喜的是，他的体重下降了10斤。五苓散确实有减肥作用，现在很多女孩子、胖妞减肥就可以用这个来减。

我的经验就是，五苓散用于减肥，最适合用于那些伴有高脂血症、脂肪肝、高血尿酸、痛风的肥胖。这种人，最明显的特征就是下半身胖大，肚子也大，腰也粗，屁股也大，腿也粗，脂肪在腹部、臀部堆积，形状就像是一只秋天的大黄梨。人黄，水分也很多，这种肥胖患者容易腹泻，容易浮肿，属于水胖子。而五苓散能够很快地降下他的体重，将水分排掉。我用在好多病人身上，都很有效，减肥作用很好。

我还发现，要减肥，五苓散要加味。要减肥，五苓散还要加几种药。一是加生麻黄。麻黄是个减肥药，它通过发汗来减肥，但是它的减肥是有风险的。在美国使用麻黄不是那么方便，因为曾经出现过事故。以前有很多的减肥厂家把麻黄作为减肥药随意添加，结果导致德州一次锦标赛上一个妇女突然死亡，发现与服用含有麻黄的减肥药有关。所以现在美国 FDA（食品药物管理局）是不允许使用麻黄的。但麻黄减肥确实有效。我在网上讲过这样一个例子，一个中年男子四十多岁，他是一名中医爱好者，他告诉我，他把 2 剂麻黄汤混在一起，生麻黄一共 30g，他吃了之后，整个晚上睡不着觉，更重要的是，1 个星期内他不停地出汗，体重下降了 4kg。1 周 4kg，这是个骄人的成绩，但是带来副作用非常大，睡不好觉，心慌，手抖，头晕，这是伤了气阴了，后来我用桂枝甘草龙骨牡蛎汤帮他纠正过来。麻黄要用来减肥，一定要注意这个人的体型要熊腰虎背，肌肉发达，肤色黄暗，这个我称之为麻黄体质，形象地说要像谁？鲁智深、李逵。像李逵那种，光吃肉，不大锻炼的人减肥就用麻黄。麻黄配五苓散，就是用于治疗这类人的肥胖的。有意思的是，五苓散配上麻黄之后还能用于治疗闭经。像多囊卵巢综合征那些患者，人又胖，毛又多，月经也不来，脸上生痘痘，可以加生麻黄，或者用五苓散加葛根汤也可以，还可以加怀牛膝。牛膝，利尿减肥，引药下行，专治腰腿痛。我发现，对于下半身的问题，例如小肚子大得不得了，腰痛得很，腿疼，或者闭经，都可以用牛膝。用了之后，大肚子会变小，可以消除大肚子。五苓散加牛膝，我一般用怀牛膝，川牛膝我没有用过，大家可以试试有什么不同。用了之后，小便会更加畅快了。我发现牛膝可能是有扩张下半身血管的作用，能增加排便，因为牛膝吃多了也会拉稀、也能利尿，尤其是伴有痛风的高血尿酸的肥胖，加牛膝更好。

还有就是加葛根，这个在前面已经提到，用于治疗头昏头痛，腰背痛，伴有心脑血管疾病、血糖高、血压高的病人。还有，加黄芪。五苓散加黄芪减肥也不错，这个适合那些经常出现饥饿感的人。有很多人很胖，但是很能吃，坐在你的面前，呼哧呼哧地喘，满头大汗，问他哪里不舒服，胃口怎么样？他说，胃口很好，吃了也不会胀，但就是没力气。每天吃很多，但是人就是没有力气，这种人的肉非常松软，他们饥饿感也非常明显，伴有浮肿、多汗，检查结果表明往往糖代谢异常。用五苓散加生黄芪，黄芪量要大，大到60g。用大量黄芪，遏制食欲。注意，食欲量大的人，一定要用黄芪。服用黄芪之后，人就不饿了，就可以消耗机体的脂肪。所以黄芪配上五苓散也能减肥，不要以为只有大黄能减肥，黄芪也能减肥，它是用于治疗那些水胖子的。当然，还有合用桂枝茯苓丸、生石膏等等，时间关系，不一一细讲。

五苓散保肝。五苓散用于保肝，我使用过很多次，现在我经常把它作为一个保肝药使用。脂肪肝、慢性肝炎、肝硬化，我经常用五苓散。给富人用五苓散，主要是要考虑它要服用方便，我经常打粉之后给病人服用，治疗脂肪肝很好。而且特别关照他们，酒后必服。很多人应酬多，喝酒也多，我叫他们喝过酒之后用调羹调一勺五苓散冲服。按照我的方法，效果很好，很多脂肪肝的病人，原来重度的变成中度，原来中度的变成轻度，血脂不升反降，人也变得轻松了。体重也不会增加。有一些像慢性肝炎肝硬化患者，我也用，但这个对于农民我用得比较多。中国农民太苦了，患了乙肝，没有钱治，我就给他用五苓散，打成粉。有黄疸的加茵陈；有的配上当归芍药散，打成粉让他吃，1个月也就200块钱还不到。

我们来看一个病案：患者30岁，男性，今年5月份过来看病，来的时候肚子已经凸出来。他告诉我从去年6月份开始，已经两次出现肝功能损害，原因可能是服用美国鱼肝油过多所致。5月份，他的谷丙转氨酶八百多，而且小便黄，希望进行调理。当时他还有一个特点，就是容易腹泻，左膝关节疼痛，但排除是痛风。我给他用白术 100g，茯苓 100g，猪苓 100g，泽泻 100g，肉桂 50g。打成粉，米粥或白开水冲服，1 次 5g，1 天 2 次。第二次是 7 月 5 日过来的，谷丙、谷氨酰胺转移酶都正常了，而且他提到，吃了五苓散之后开始腹泻，耳朵出水，大便出血，但是人很舒服。这非常有意思，按理说五苓散是止泻的，但我们也发现，有些人服用之后会拉肚子，所以这是不是也说明五苓散具有双向调节作用呢？白术这味药，我要再说一下，可以用来治疗腹泻，大便干结的情况下，生白术也有通便作用，这个大家知道，有好多老中医擅长使用大量生白术来治疗便秘。

还有一个肝硬化腹水患者，52 岁，肝病史多年，9 月份左眼摘除术后出血不止，检查发现患有肝硬化，脾功能亢进，当时血小板只有两万九，白细胞也低，红细胞还可以，双下肢轻度浮肿，大便成形，饮水后感觉水停胃部，当时我给他用了当归芍药散合五苓散。当归芍药散，也是张仲景一个著名的散剂，由当归、白芍、川芎、白术、茯苓、泽泻 6 味药组成，和五苓散重复的就是白术、茯苓、泽泻。所以两张方我经常合用，在肝病患者，尤其是肝硬化患者的治疗中，确实，当归芍药散有比较好的保肝作用。病人用这个方子水煎，吃了之后，感觉这个药很香。这也是我临床发现的，方证相应的前提下，就算是吃黄连，病人也不觉得很苦，吃了之后觉得嘴巴还很清爽；不对证，就算给他用了黄芪、肉桂，病人也会觉得难受。所以病人的口感味觉也是我们判读对证与否的一个标准。上面的病人吃了这个感觉很好，而且牙龈出血也少了，口苦好多了，口里面也生津液了。第四诊来看，脸色也红润了，腹水也消失了，血小板开始上升。这个病人很有意思，现在还在吃，情况很好。

五苓散保肝的经验，首先是适用于脂肪肝。我建议脂肪肝的治疗，我们就用五苓散打成粉让病人服用，这个最简单，也不要病人吃荷叶、山楂，山楂能消肉食，就真能把脂肪肝吃回来吗？不可能。还是五苓散，为什么？脂肪肝患者经常拉肚子，脂肪肝患者经常是大肚子，经常容易自汗，脸上油腻腻的，腿有时候还肿，和五苓散证非常相合，而且五苓散证患者大多和喝酒有密切的关系。这些人经常酗酒，喝酒的人，我们加葛根。葛根能解酒毒，葛根是古人治疗喝醉酒以后口渴异常的一种药。古时候有一个单方，用新鲜葛根打汁后灌服，可以治疗醉酒之后不得苏醒，也能治疗酒后口干舌燥。所以脂肪肝患者同时是酒客的人，我们用五苓散加葛根。

五苓散在治疗肝病方面，其实张仲景早就用过，《金匮要略》里面就讲到："黄疸病，茵陈五苓散主之。"也就是说伴有黄疸的慢性肝病可以用五苓散加茵陈，即茵陈五苓散。古人的医案，有很多黄疸病就用茵陈五苓散。余听鸿的《诊余集》，这是一本非常好看的医案，里面就有用茵陈五苓散治疗的案例。我根据后世医家应用的经验，用五苓散治疗肝病，有一味药可以重用，那就是白术。我曾经对江苏省名中医做过一次问卷调查，问其最擅长用什么药，并写出应用的最大量是多少，最小量是多少，主治什么病，这里面我就挖掘出不少老中医独到的经验。像江苏省名中医徐文华，他是苏州名中医，他治疗肝病善用白术，重用 30～60g；茅汉平也是江苏省名中医，他所在的江苏南通地区肝病患者非常多，茅汉平先生治疗肝病也是很有经验的，他白术的经验用量一般要 60g；我们学校的孟景春教授，他治疗慢性肝炎、肝硬化患者白、球蛋白比例倒置时，白术量也要重用到 20～30g。我的经验，对于那些浮肿的、血清白蛋白低下的，白术量可重用到 60g，它能够升高血清白蛋白的程度，所以我把白术称之为"天然的白蛋白"。我曾经治疗一个肝硬化非常严重的患者，他需要换肝，他找到我希望我帮他保一段时间，因为他找肝源需要时间。结果我用五苓散重用白术，再加上白芍，使他能维持了一段时间，让他最终成功地换肝。在五苓散治疗肝病的时候，有几个加减法，一个就是加茵陈，前面已提到，可用于有黄疸的，或者胆红素偏高的；还有一个就是加赤芍或白芍，尤其是赤芍，能够退瘀血性的黄疸。特别是那些高胆红素血症，胆固醇居高不下，黄疸程度非常深，浑身严重黄疸的病例，这种情况非常难治。根据北京汪承柏教授的经验，就是用大剂量的赤芍。我也是（这样用）的，现在治疗这些淤疸、胆汁淤积性肝硬化还有一些高胆红素血症的肝硬化患者，我用大量的芍药，尤其是赤芍，有效！所以可以在这里面加进去。另外有腹水的加牛膝，因为怀牛膝加进去以后有利于腹水的消除。肝硬化腹水说过了，配合当归、芍药用。五苓散保肝就说到这里。

五苓散有解酒作用，酒后的腹泻、呕吐可以运用，而且我发现上次给老家的干部看病，有的是以前开过五苓散，说吃了那个药以后血脂下降了，肝功能好转了，脂肪肝缓解了，但是发现酒量变大了，本来容易醉的现在不容易醉，这个可能是五苓散吃过以后解除了饮酒过后的不适感，所以酒醉以后就可以用五苓散，这是非常有意思的。一些搞餐饮的人，建议可以备一些五苓散的茶，叫醒酒茶，这是非常好的主意。广州陈宝田先生的经验也是这样，他说酒是湿热之品，宿醉的患者因为体内本身多水饮，饮酒能导致水饮上冲，所以一般饮酒第二天后可出现恶心、头痛、口渴、头晕、食欲不振，服五苓散能迅速消除症状。如果是饮酒前后服之，可以预防发生宿醉。解酒方就在张仲景的方子里。

五苓散褪色斑，这是非常值得高兴的事。现在美容成为一大产业，我的一些女性患者希望能够消除脸上的黄褐斑。我的经验一个是当归芍药散，一个是五积散可以用。五积散是后世方，出自《和剂局方》，这张方子有用，也能消除黄褐斑。甚至有的还可用真武汤，也有用。

但我在这里讲的五苓散，褪的不是女人的斑，是男人的斑。女人的斑用当归芍药散比较好，男人斑用五苓散比较好。某男，40岁，今年1月30日初诊，中等偏胖，面色暗，两颊出现色斑，同时他有脂肪肝病史，当时检查 γ GT 值为 144 U/L，总胆红素 36.2 U/L，谷丙转氨酶高一点，谷草转氨酶正常。当时我给他用了五苓散：白术 100g，茯苓 100g，猪苓 100g，泽泻 150g，肉桂 50g。研成粉末，每次 50g，每天 1～2次，开水调服。我是非常重视复诊病人的，尽管我的号非常难挂，但是一些重点病人，我经常讲"你复诊我给你加号"，要不你不来，不反馈我岂不是白看了。我就是靠你这个反馈才能讲课，才能够做老师，所以我对重点病人是叫他过来加号的。这个病人服药后复诊，疲劳感减轻，肝功能改善，我说原方继服。我转方不像别人，转方一定要加什么减什么，我不大加减，就原方。但是有的时候病人不满意，因为好不容易来排队挂号，医生还什么都不动，这种情况怎么办。没有办法，有时候就把本来 10g 的量加到 12g。那么五苓散怎么办，病人上次是用白开水冲服，那这次就叫他用米汤调服，再下次用麦粥调服。还有的神经症患者我叫他们吃 3 大停 2 大，跟以往每天服不同了，就是在服法上略作调整，这样有点新鲜感。但是一般来说，我建议大家用经方不要乱加乱减。因为以后没办法观察疗效。只要不动，几个病人观察下来都用这个方，我最后就能总结了。现在的一些报道，我感觉价值不大，加味太多，说是说五苓散，结果加的七七八八，出来十七八味药那还叫五苓散吗？因此五苓散原方继服，有疗效的时候就把这个问题向病人说清楚了，他就会坚持服用。5月16日复诊，病人有一个非常显著的变化，脸上的色斑变淡。按照刘渡舟先生的说法，脸上的色斑是水斑，体内有水才有斑，这是水毒的表现，所以黄脸婆生斑是浮肿的缘故，体重增加了是多余的水分排不出去。很多人早上起来脸肿，下部腿肿，多余的水分在体内沉积，脸上便开始生斑。所以对于色斑一般要用健脾利水药。但是也有种瘀斑并非仅是有水，瘀血也会产生斑，也可以用当归芍药散配上四逆散理气，或者配上血府逐瘀汤，也有这个褪斑作用，以后有机会专门来讲这些美容方。

"水毒"这个概念我建议大家要用，按照日本汉方的说法，人身有很多气血水，就是我们说的气血津液，水也会变成毒，水毒这个问题应该引起我们的关注。现在由于环境污染，由于我们饮食中添加剂过多，经常出现水毒的现象。这个要注意，现在出现水毒的问题非常严重。而五苓散的作用是帮助肝脏排毒，前面我们讲过它是保肝药，肝脏是一个重要的解毒器官，所以吃了五苓散以后，它能够促进肝脏排毒。甚至我感觉到现在因为饮食不安全、添加剂过多，好多吃的东西里有增甜素、增稠剂、增鲜剂，包括塑化剂，吃到肚子里怎么办，就变成水毒，表现在脸上就是褐斑，要排靠什么？五苓散。因此我们把五苓散看作是一个男性面部黄褐斑的治疗方。

五苓散消斑就说到这里。五苓散妇科也能用的，女性月经之前色斑加重，人烦躁，经常头痛，大便稀，这种情况下就可以用五苓散。我在日本听他们介绍说五苓散治疗女人的头痛非常好，尤其是经前头痛。月经之前很多人由于内分泌发生了变化，水排不出去，所以经前的女人往往脸肿，也有头痛，甚至脸上生斑，五苓散把水排掉了，人就舒服了。体重也下降了，大便也成形了，脸上的斑也淡了。所以女人也能吃。不要以为我这里说了治男人面部的黄褐斑，女人就不能吃。因为男人美容的较少，我就特意提出了这个问题。

下面再说五苓散消积水。五苓散擅长于排水，这个水在哪里，水在体腔，所以我们体腔内的积液或者积水，五苓散最擅长把它搬运出来，把它利掉。所以肝硬化腹水可以治，前面一个病例我们已经有了。其实这样的例子非常多，五苓散可以用来治疗肝硬化腹水。心包积液、脑积水、关节腔的积液、胸腔积液都可以治疗，但是我感觉到最有效的恐怕还是胃潴留，就是水在胃中，这是经典的，所以他要吐水。有些人喝了水后"咕咚咕咚"胃里老是响，可能五苓散是最有效的。还有水疝，就是鞘膜积液。睾丸鞘膜积液，这种水疝现在小孩子比较多见，怎么办，有的人不愿意手术，也有用五苓散来治疗的案例。还有肾积水，肾积水一般是需要五苓散和猪苓汤合用的，我的经验治疗肾积水的话，五苓散可以用，还要加猪苓汤，甚至还要加牛膝。另外渗出性的胸膜炎者，有胸水，我治疗了几例，都是因为肿瘤导致的胸水，用五苓散配上四逆散、小柴胡汤、当归芍药散，用了以后，胸水便逐步消除。

看看一个案例，一位杨医生用五苓散来治疗一个9个月大的脑积水（解颅）男婴，吃了6剂以后囟门就明显凹陷，面色渐转红润，共服27剂而愈。这是值得我们重视的。还有，大家可能听得比较多的就是内耳眩晕，内耳迷路水肿导致的眩晕，这个用五苓散是可以治疗的，因为前面我说过，按照经典的应用指征，癫眩可以用五苓散，所以内耳眩晕五苓散是个首选方。因为现在看起来就是内耳有水肿，它也是一种体腔的积液，所以照样可以用五苓散。这是另一个案例，是我在湖南中医学院学报上看到的，具体在1983年第2期，是来自李芳国医生的介绍，用五苓散加车前子、荔枝核、小茴香来治疗一个3岁半小儿的鞘膜积液，当时小儿的阴囊肿胀像鸭蛋那么大，服药以后，5剂后就缩小了，就有这样一个报道，但是我没有这样的经验。积水的问题就得重视，但是大家注意，讲积水，不要以为五苓散就相当于利尿剂，不要以为就相当于螺内酯、速尿（呋塞米）。它和利尿剂还是不同的，它一定要有五苓散证的体腔积液应用才有效，比如口渴、大便不成形、自汗等等，有这样的指征用起来效果才好。

下面我们讲五苓散明目的问题，癫眩，这个眩也包括眼睛病变的反应，眼睛花，视物模糊，畏光都是眩。它只一个字，不要仅仅以为是个症状，它是一个病，是一个综合征，比如说痞、利、烦、痿、咳、喘、痹……古人用一个字就代表一个病。所以眩是一大类病。五苓散能够治疗眩晕，这里面包括眼科的疾病。大家看看我用五苓散治疗一个玻璃体混浊的中年妇女，主诉就是玻璃体混浊，当时头晕，面黄有斑，这些说明有水，五苓散证出现了，所以我当时给她用了五苓散和当归芍药散合方，叫她吃1个月。我现在治疗慢性病的时候，发现有时不能大剂量，不能叫她早中晚吃，每天都这么吃是受不了的。每天吃一顿可以，两顿不容易坚持。每天吃一顿很多人都可以，很乐意。煎好以后每天晚上或者早晨吃一包药，这个都能坚持。所以我经常采用慢性病调理方法，开15剂，今天吃早晚，明天就休息，总之15剂要吃1个月。这个方法患者很容易接受。二诊的时候，患者讲到这个药吃了一个多月以后，原来眼前那种漂浮物的感觉明显减轻了，也没有畏光了，偶尔头晕还会有。但是口干，喝水多，因为是在8月份，喝水比较多。这还是个五苓散体质，原方续服。因为玻璃体混浊现在老年人多见，年轻人也有，高度近视的人也有，很多人来求助中医，到底用什么样的方？用密蒙花、决明子？没有用！枸杞子、杞菊地黄丸吃来吃去没有用！结果我们发现原来有水在里面，五苓散可以治。一位 33 岁的男病人，醛固酮增多症同时伴有高血压、糖尿病、中过风，这个人当时是来看眼花的，病人的主诉就是眼花，现病史为高血压病 5 年，2 年前就发现醛固酮增多症，血糖、血脂增高 3 年，上月脑出血，年纪轻出血量不会很大，所以没有落下残疾。服用了四种降压药，血压还算稳定，吃了螺内酯、美托洛尔、硝苯地平、厄贝沙坦。当时来看有什么问题呢？眼花同时小便不畅，脸色发黄，有点浮肿。当时我用了五苓散加怀牛膝，对于那些肾上腺、垂体的问题引发浮肿、高血压，我一般用大剂量的牛膝。牛膝有降压作用，利水作用，能够治疗醛固酮增多症。用了以后，二诊病人就告诉我眼花的症状好多了，但小便还是少，无夜尿，白天只有 2 次，当然这个方要继续用，患者现在还在治疗过程中。这两个医案就是提示大家，五苓散在眼科也可以用。眼科也是我们中医很有发展空间的学科，很多的眼病点眼药水没有什么用，要内治。五脏六腑的精华都在眼睛内，十二经都和眼睛有关系，所以眼科一定要有全科的概念，要有内科的治疗思路，但是很可惜现在中医的眼科已经很少。中国几千年留下那么好的经验大家都不用了，只知道用枸杞子这些药。所以今天我讲这个，跟大家说五苓散在眼科上可以用。现在也有报道，青光眼可以用五苓散治疗。我也用过几例，一般都是五苓散加车前子、怀牛膝，但是治青光眼也不仅仅是五苓散，大柴胡汤也可以用。大柴胡汤有的还要配上桂枝茯苓丸。有报道五苓散可以治疗青少年假性近视。这是一个值得探讨的课题，因为中国人的近视眼太多了，尤其孩子们太多太多，到底怎么办？我感觉这是一个思路。但是我也发现孩子们的近视眼有时候跟紧张有关系，和压力有关系。因为我曾经治疗过几个多动症的患者，用温胆汤治疗，有的还加全蝎、蜈蚣，用了以后症状减轻。他们家长欣喜地告诉我孩子的视力提高了，原来近视的，现在眼力提高了。后来我就发现很多近视眼的孩子都是半夏体质，有一双"半夏眼"，都是大眼睛、双眼皮，容易紧张，这些孩子容易生近视眼。我也很早就近视眼，小时候胆小、紧张、压力大就容易近视。有的孩子胆子比较大，成天也不做眼保健操，躺在那里看书，晚上在煤油灯下看小说，也没有生近视眼。什么原因，神经类型的关系，所以我就说近视眼的治疗里面有很多文章，但是我在这里只是提出了两个方剂，一个是五苓散，这是人家的报道，第二个是温胆汤。刚刚讲到眩，这个"眩"是眼病共有的特征，因为很多眼病的患者都会出现视力模糊、畏光、头痛头晕、步态不稳，像这种情况我们都用"眩"字来概括，这都是五苓散证，所以五苓散可以明目，这是值得我们研究的。那么古时候明目的话还可以用车前子，有利水作用，可以配上五苓散。

五苓散治疗干眼症。某女病患当时主诉只是眼睛干涩，排除了干燥综合征，诊断为干眼症，还有脂肪肝。患者伴有头痛，经常肚子胀，口干，大便干结，面红。根据面红、大便干结、头痛，说明有瘀血，是一个桂枝茯苓丸证，所以五苓散与桂枝茯苓丸合用。用药以后，她眼睛干涩明显好转。干眼症有时候也可以单独使用五苓散。现在干眼症非常多，好多人用人工泪液，其实不要人工的，自己有泪液的，吃了五苓散后就是使津液上乘，口中生津，眼内也生津液。这是个非常值得重视的经验。干眼症患者，不能因为阴液不足、肝肾亏虚，就老是用枸杞之类的养阴药，越养阴越不行。现在是六味地黄滥用。第三诊的时候，患者眼干继续好转，腰痛不觉，体重下降 7～8 斤，月经断断续续。这个医案同时也告诉大家五苓散有减肥作用，有的时候与桂枝茯苓丸合用有减肥作用。五苓散可以用来治疗干燥综合征，好多口干舌燥患者都可以用。刚提到它能让眼睛滋润，也能让口腔滋润。我发现干燥综合征不是用养阴药解决问题，而是用五苓散解决问题、用利水药解决问题。很有意思，现在我也常用五苓散配合小柴胡汤治疗干燥综合征。此证患者往往脸黄，有浮肿貌，大便稀不成形，下肢浮肿，口干舌燥，治疗可用五苓散加小柴胡汤，又称柴苓汤。也有一种情况，浮肿不太明显，口腔、眼睛、皮肤干燥，这样的女性特别多，我用小柴胡汤加当归芍药散。这两种方法治疗干燥综合征供大家参考。

接下来，五苓散治疗溢乳。 这是我治的一个病例。30 岁女性，月经周期紊乱、痛经、还有挤压性溢乳，尽管没有生育，但是奶头里有乳汁，她服用避孕药 4 年，结果悲惨的发现避孕药对肝脏造成了损害，发现左肝内出现了局灶性结节，不得已又做了肝左叶的局部切除术。所以大家看，避孕药不能随便吃的，它可以造成脸上生斑、发胖，形成了一个五苓散证。结果后来她又出了问题，垂体出现了囊肿，西医诊断为高泌乳素血症。张仲景没有写高泌乳素血症怎样治疗，这个病人偏胖，皮肤白白的，我想这是因为体内出现了多余的水分，我先排出多余的水分再说，我用了五苓散：桂枝 15g，茯苓 20g，猪苓 20g，泽泻 30g，白术 20g，加一味怀牛膝 30g，煎服。后来这个高泌乳素血症就好了，也没有再发，逐渐月经也正常了，痛经也缓解了。这是我用五苓散治疗的一个内分泌失调的病例，我发现五苓散调节内分泌系统垂体瘤、肾上腺瘤，减轻体重，消除水肿，减少体毛，抑制乳头渗液，通月经都很有效果。为什么内分泌疾病像垂体的病变，肾上腺肿瘤我们可以用五苓散呢？因为它有五苓散证出现，很多的患者会浮肿，体重增加，比如肾上腺肿瘤患者有的可见向心性肥胖，体重迅速增加。浮肿、肥胖、汗多、小便少都是五苓散证，所以我说这些病都是古人所说的"蓄水证"。按照中医理论说，就是膀胱蓄水，水蓄在里面排不出来。现在内分泌病非常多，为什么现在的胖妞特别多，大多数吃含有激素的鸡或吃的荤比较多，还有补药吃得太多，这些东西都是增加水毒的。那么在治疗这种病的时候，我一般是加牛膝。牛膝能够治疗闭经、肥胖、浮肿、血压增高。所以对于垂体瘤、肾上腺肿瘤的患者，我们用五苓散加牛膝是可以考虑的，有的时候量要大。回到五苓散调节内分泌这个方面再说一下。因为这种病越来越多，脑垂体瘤到底我们中药能解决什么问题？我也治疗过垂体瘤患者，他们出现手抖、多毛、心慌、大便稀，我用五苓散以后，垂体瘤就控制住了，不那么快速地增大了，但是很难治，时间比较长。

五苓散还有一个功效，解暑。现在暑天非常难熬，经常发热，汗多热不退，恶风，口干，小便黄短，有些人甚至会小便疼痛，或有头痛，或有腹泻，这种情况非常多。用银翘散之类都不行，唯有一张方可以——桂苓甘露饮。桂苓甘露饮是五苓散的一个加味方，是"金元四大家"刘河间的方子。五苓散加生石膏、六一散（滑石、甘草），再加上寒水石。我想寒水石的药证不清楚，但是石膏证基本清楚，就是治疗多汗的。汗出不止，汗出如洗，脉部浮滑，所以五苓散和生石膏的结合能够治疗多汗。六一散，滑石、甘草治疗暑天汗多，小便黄短。因为尿太浓缩以后，小便时尿道就会有一种刺激感、疼痛，这个要用六一散。寒水石估计和生石膏作用差不多。这张方也很有意思，治疗夏天的诸热证，很有效，往往一两剂下去就解决问题。所以提示大家这是一个夏天常用的方。另外，五苓散可以作为一种解暑茶。你们开诊所，到了夏天你要给人家喝茶，五苓散加点薏仁米做成的茶，这是解暑用的，吃了以后小便畅利，头不胀不昏，汗也少，而且人舒适，这是一个非常好的茶饮，而且味道很好。我在日本进修时去过日本京都一个著名的诊疗所——细野诊疗所，他们到了夏天给病人喝的就是五苓散的茶，味道也很好，里面有肉桂，很香，而且吃了以后小便畅利，仅供大家参考。

五苓散还有一个作用，兴阳。对性功能障碍有效。我治疗一个45岁的中年男子。主诉阳痿4～5年，用过了六味地黄丸、金匮肾气丸、健脾丸都没有效果。脸黄，体胖，舌质红，苔白腻，舌体胖大，容易晕车，尤其是年轻时非常厉害。我后来感觉这是水毒。我们说植物倒伏的话不外两种，一种大旱，没有水，就没有收成；还有一种就是大水，涝灾，水多了也不行。所以男人的这个问题，一种是阴虚，肾精不足；还有一种就是水多，有湿。我记得以前听吉林的一个朋友，单书健老师说过，他一个称"洪老"的老师，家里经常备的一个是控涎丹，含有甘遂、大戟，还有一个是理中丸等几样药。他说男人阳痿不是光用温阳药，拿点控涎丹的粉冲服，一泻以后反而好了。这说明控涎丹把里面的痰湿给排掉了。女人子宫里有了痰湿以后不容易怀孕，男人有了痰湿后阳气就不振了。所以这个病人我给他用了五苓散加葛根。葛根能够兴阳，增强男人的性功能，可能是跟增加下面的供血有关系。吃了以后，他就告诉我说以前从来没有过晨勃，吃了这个药以后就有晨勃现象，而且明显乏力感减轻，小便长了，原方继服，另服金匮肾气丸。所以这个提示大家五苓散对男人的性功能有用，但一定针对湿性的有"水"的人。所谓有"水"导致的阳痿，大多数病人有浮肿，下体沉重，肥胖，因此很多中年男人发福以后他的性功能就下降了，脂肪太多雄性激素就减少了，真阳就不足了。用五苓散治疗阳痿，有几个加味，一个是加麻黄，麻黄能够兴阳，但是麻黄用得不好也会伤阳气，这就必须要针对一些体质比较壮健的，皮肤干燥，脸黄暗的人用。如果皮肤白白的，汗多的人吃了以后效果就不行，反而伤阳气。还有就是加黄芪，黄芪、桂枝加上白芍配上五苓散效果比较好一些。兴阳的问题我还在摸索，但是我发现这样一个线索供大家参考。

现在肿瘤患者比较多，我发现**五苓散可以在肿瘤科使用**。第一，凡是肿瘤伴有腹泻、浮肿或腹水、胸水者，可以用五苓散。我的很多患者往往发现肿瘤以后就进行化疗，化疗带来的反应不仅是呕吐，还带来腹泻。腹泻怎么办，可以用五苓散，严重的配合附子理中汤。还有的肿瘤会导致腹水，像肝癌、肠癌、肺癌导致胸水。这怎么办，这种腹腔的水我们就只能用五苓散。五苓散有的人用了以后有效，腹水能够减少，病人还比较舒适。现代研究发现猪苓里含有多糖，可以抗癌，所以我说五苓散是抗癌药。现在在很多人心目中，中药的抗癌药是半枝莲、半边莲、白花蛇舌草，好像非得那些才叫抗癌药，其实猪苓、茯苓也是抗癌药。第二,五苓散治疗肿瘤化疗后患者出现的肝损害、脱发疗效不错。因为前面说过五苓散有保肝作用。化疗后肝损害病人主要表现为食欲不振、出现腹泻、四肢发黑，这种情况下我们就用五苓散解毒。有的时候五苓散配上薏苡仁，薏苡仁本身也有利水、抗癌作用；还有的加上小柴胡汤，也是治疗肝损害经常用的。第三,五苓散我还用在乳腺癌患者身上。现在乳腺癌患者先手术，术后大多数都要用雌激素抑制剂，本来有月经的用雌激素抑制剂把月经摧毁，不让她来月经。抑制住以后病人非常难受，很多人会体重上升，浮肿，体毛多，也会出现肝损伤，那么这种情况下用五苓散最好。五苓散加牛膝、薏苡仁，我都是这样用的，还用得不错。刚提过五苓散可以作为一个常规的肿瘤调理方，但是光五苓散不够，我经常配合小柴胡汤，称之为柴苓汤。柴苓汤是我用来治疗肿瘤的一个常规的调理方，在病人整个体质状态还可以，没有出现恶病质时我用柴苓汤。柴苓汤还不够，我还要加上当归芍药散。这还不够，有很多人腹胀、嗳气，加上半夏厚朴汤。有的人还出现肚子以上胀，两膝痛，我还要用上四逆散。这样几张方子一合，就是一张大方。肿瘤患者的体质调理就要用大方，小了还不行。这张方我给它起了个名字，因为它是以调和为主，我称之为"太和汤"。大大的和谐！肿瘤的治疗，不要以为一定就是一味的攻下，活血，清热解毒，用虫类药……我发现不是那么简单。就用中药这个调理方很好，我建议大家使用。日本也有研究发现，柴苓汤用在宫颈癌患者放疗时可以使腹泻的发生率下降。还能延缓白细胞及血小板下降，对下肢的浮肿也有效果。但是服用的时间要长，一般要1个月甚至以上。这跟我临床运用的经验基本一致，调理时间长，有时病人甚至吃5年、10年都有。有一个肺癌患者，柴苓汤已经吃了6年，好得很，每天吃一点。太和汤目前也是我临床用得比较多的。总的来说还是很平和的，没有大的副作用而且效果也不错。

五苓散的治疗面非常宽，很多病都能用，使用的频率越高，我们越要归纳它的体质特点。很多病往往跟病人的体质有关，所以我经常提出来"方人"这个概念。"方人"就是一种体质，就是这个方在什么样的人群上可以使用，什么样的人用这个方比较合适或者说比较安全、比较有效。五苓散体质有三种类型。临床上有的经方只是看一种类型，胖的，瘦的，比如说大柴胡汤就是红苹果型——上半身比较饱满，心下按之满痛，这个比较明确；温经汤——瘦的，干燥，憔悴。但是**五苓散我发现临床上有三种类型：第一种是实胖型**，面多油光，腹形肥胖，按之饱满但无疼痛，能食，易腹泻或大便不成形；虽然胖，但没有力气，易疲劳；这种实胖型中年男子比较多。第二种是虚胖型，面色多黄白，或黄暗，肌肉松软，腹部按之无抵抗感，软软的像棉花枕头，这类病人容易浮肿，下肢按压有凹陷，经常抱怨易疲劳、身体困重，而且汗多。这种情况我们一般五苓散、黄芪桂枝五物汤同用，或者和防己黄芪汤同用。五苓散很有意思，瘦的人也能用，不要以为只有胖的人能用，因为瘦的人也会有水停在里面。还有一种瘦弱型，脸色发黄，总的来说五苓散体质的人脸色都发黄；有的黄白，或黄暗，多无油光，这些人出现的症状很多；有的很多是自觉症状，比如说头晕、心悸，一般都在心下或脐下动悸，也出现浮肿，很多人都是眼袋很大、但人是瘦瘦的。脸上有些时候也会有种虚浮的感觉，特别是眼睑特别肿。容易头晕、头痛，出现腹泻、心下痞、饭后肚胀有水声，有时按压有振水音，好像水在里面。这些人大多数有器质性改变，肝脏、心脏或者是肾功能都有问题，容易出现胸水、腹水。所以这种瘦弱的人要注意，出现五苓散证的话要尽快检查。

五苓散体质有共同的特点，舌淡或暗紫，一般舌体多胖，常有齿痕。舌头暗是使用桂枝、肉桂的一个重要指征，我们称之为"桂枝舌"，舌头暗紫的就用桂枝最好；舌头出现齿痕是使用白术、茯苓的重要指征，尤其是茯苓，我们称之为"茯苓舌"；胖胖的舌头，还有齿痕，用茯苓最好，加上白术更好。五苓散体质的人大多会出现内分泌和代谢方面的疾病，很多代谢障碍像水液代谢障碍、脂类代谢障碍，出现高脂血症；嘌呤代谢障碍出现痛风、高血尿酸症，像这些疾病，我们用五苓散的几率非常高，所以如果西医能够诊断明确，有的时候我们就要考虑是不是能够用五苓散。还有就是内分泌异常，刚才提到的像肾上腺皮质瘤、垂体瘤、肥胖症有很多都是内分泌异常，这个我们也可以考虑使用五苓散。西医的明确诊断对我们判断五苓散体质很有帮助。五苓散体质是一个水毒型体质，按古代的话来说就是一个蓄水性体质，体腔内有很多的水，在胃肠道特别多，这个水和黄芪治疗的水不一样。黄芪也可以治疗水多的人，容易自汗、浮肿，黄芪的水在肌表。岳美中先生说过，黄芪是治肌表之水。这个肌表之水，具体说就是在肌肉。肉就像注过水的猪肉一样，这是黄芪主治。五苓散里面有白术、茯苓、桂枝，这个主治病位在体腔，在胃肠，在里面。所以有表里之别。

我们看看**五苓散与防己黄芪汤**的区别，这两个方都能去水，但是五苓散水在里面，防己黄芪汤水在外面。防己黄芪汤是张仲景用来治疗下肢浮肿、行走困难的一张方。两者的水不同，反映的症状也不一样。五苓散治疗胃肠道的症状比较突出，比如说呕吐、吐水、水泻。但是防己黄芪汤治疗下肢关节疼痛这种骨关节病比较多，区别就在这里，有内外之别。

再看**五苓散和猪苓汤**的区别，这两张方很相似，因为里面茯苓、猪苓、泽泻，都是一样的，唯有区别的是五苓散有桂枝、白术，猪苓汤有阿胶、滑石，但就是这小小的变化，使主治的范围出现了明显的分工。五苓散和猪苓汤都能治疗小便不利，但是五苓散治疗小便少却不痛，猪苓汤治疗的是尿频、尿急、尿痛、尿血、淋证，就是明显的泌尿道感染。所以五苓散主治的病症范围很广，而猪苓汤主治范围非常狭窄，就是泌尿道感染。两者也有一起用的，但是合用的机会不多。都是利水剂，两者还是有区别的，一个主寒湿，一个主湿热。

还有一张方我们也要注意鉴别，就是真武汤。**五苓散和真武汤，**一个是 3 楼，一个是 4 楼、5 楼，就是说阳虚的症状已经升级了。五苓散从脏腑辨证上是脾阳虚，而真武汤是心肾阳虚，心肾不振，用在少阴。所以这两者在方证上也是有区别的。两张方有很多共同之处，从药味上来讲都有白术、茯苓，能够治疗口渴、小便不利，但是区别点在于五苓散有桂，真武汤有附；五苓散有泽泻、猪苓，真武汤有芍药、干姜。这些提示真武汤以温阳为主，温阳利水，而五苓散是通阳利水，一个温，一个通，是不一样的。那么这个反应具体怎么看？我们首先看精神状态，用五苓散的人精神状态比较好，比较正常，但是用真武汤的患者精神萎靡、易疲劳。所以现在真武汤用得比较多的是更年期妇女，有很多人闭经以后像泄气的皮球一样，没有精神，萎靡得非常厉害，这个时候要用真武汤。我经常用真武汤治疗更年期综合征，如果病人出汗、发热，就和桂枝加附子汤一起用，也可合用桂枝加龙骨牡蛎汤，很有效。脉上也大有区别，真武汤用附子那就有附子脉——沉、微、弱；而五苓散，张仲景说是浮脉，脉象上就不一样，一个沉，一个浮。从检查结果我们也可以看到，五苓散证病人的一些重要脏器功能基本正常，当然可以出现一些代谢障碍和内分泌异常，但是心、肝、脾、肺、肾，这些重要脏器基本上还算好。而真武汤证心功能不全、肾功能不全、肝功能不全都可能出现，所以真武汤证真是有大问题。因此，我说真武汤证是五苓散证下一步的发展。两方合起来用的机会很多。

再说说**五苓散服后的护理**。用五苓散有个关键，原来我不会这样用，后来我细细看看张仲景用此方的关键，就是服用五苓散以后一定要关照病人不能吃冰、不能喝凉开水，一定要喝热开水。喝一杯热开水使浑身发热，微微出汗，效果就来了。如果喝的不是热水，是冰水，那五苓散就白吃了。我曾经治疗一个老人腹泻，先是暑热证，我给他用了桂苓甘露饮。用完以后热退了，人也舒服了，胃也不胀了，但是依旧拉肚子，什么原因呢？病人口干，晚上备好一瓶矿泉水，半夜口干喝。后来我说，你不能喝，一定要喝热的开水。他听了我的话以后，腹泻就止了。所以大家可能也知道，早晨起来、临睡之前喝冷开水的话，第二天起来排便就比较差。热开水喝了以后，五苓散效果容易出来。同时也提示大家，在服用五苓散期间，尽量少吃生冷，要保暖。最后还要说一下，五苓散张仲景用散剂，我们也尽量用散。五苓散煎汤 1 剂药，如果打成粉可以吃 1 个星期，甚至更多。其实从我们治病的角度讲，有的药用散剂就行，所以我希望大家能用散尽量用散，实在不行才用汤，这是一个原则。有些病人也很有意思，一划价——30 元钱，"这药能治我的病吗？"直接不吃了。一划价——300 元钱，"这还差不多。"但是不管怎么样，我们是医生不是生意人，所以我讲这些方，方虽小，它的技术是真的，学问是实实在在的。这就是艺术。

我想大家对经方感兴趣，本身就是希望能够成为真正的医生，因为经方给我们带来最大的好处是一种作医生的成就感，我向大家推广经方的前提是要大家做学问。我也希望在今后的临床工作中五苓散给你们带来成就感。好，谢谢大家！

【答疑现场】

问：长期服用五苓散，里面的泽泻会不会对肝肾功能有损害？

答：确实会有人马上上网查，泽泻对肾、肝脏有点损害，但问题得看是不是这个体质，如果体质用对了一般是比较安全的。我现在讲方证，方证是由两方面构成，一个是疾病，还有一个就是体质状态。讲对病，这个是保证有效的；讲对体质，是保证安全的。所以只要体质辨证准确以后，用药一般是安全的，没有什么大的毒性。

问：汉代肉桂、桂枝不分，现代应用这两者要如何区别应用？

答：桂枝、肉桂古时候不分，但现代会分。一般来说，按照传统疗法，如果是心、胃疾病用肉桂比较好；如果是肌表的、关节疼痛的，需要发汗的用桂枝比较多。还有一点是根据病人的收入来看，比方说学生没有多少钱，我们用点桂枝比较便宜。如果他是个老板，用上好的肉桂、安南桂更好。

问：黄连阿胶汤或猪苓汤中的阿胶可以用什么药来代？

答：一个萝卜一个坑，一个人一张脸，就像谁能代替你啊？没法代！现在以药代药是中医的一个弊病，不能代！

问：尿频数的前列腺肥大患者又患有睾丸鞘膜积液可以用五苓散吗？

答：看看是不是五苓散体质，他有没有五苓散证。比如自汗，有水多的证，便溏，有就用。

问：乙肝携带患者能用本方吗？还需要加抗病毒的药物吗？

答：乙肝患者可以用五苓散，如果他还有胸胁苦闷、易感冒等症状，可以适当配点小柴胡汤，就是柴苓汤，用得比较安全。

问：请问苓桂剂的鉴别？像苓桂术甘汤、苓桂枣甘汤、茯苓甘草汤、五苓散……以及临床运用体会和经验。

答：这个题目比较大，有机会我们在网上聊，希望你们运用网络，现代的中医一定要会利用网络。"经方沙龙"完全是我自己搞的，自己出资的公益性的网站，我希望大家共同努力，把它建设成一个经方交流共享的平台，你们可以在上面发帖问，但你要先贡献帖子。

问：37 岁女性，肥胖，脸色白，闭经 3 年，能用五苓散吗？用多久才能见效？

答：这种情况光用五苓散可能不够，闭经 3 年的话要配合真武汤，或者也有可能要配合葛根汤，这个还要看病人的具体情况。单纯五苓散效果可能不够，服药的时间至少 3 个月。

问：仝小林老师主张经方量要大，您主张量要小，这怎么解释呢？

答：重症、急病要大剂量。因为靠 1 剂药把它扳过来，量少不行，所以李可先生治疗心衰量小了怎么行？但是慢性病长期服药必须小剂量。现在我讲的很多都是慢性病调理，所以量不宜大，不妨你们试试看，大剂量能吃得下吗？每天都那么大剂量的吃附子，每天 40～50g，吃吃看，胃受不了，就是胃受得了，以后还有什么副作用出现也不好说。

问：请问黄教授五苓散的服用方法，是饭前还是饭后？饭后多久？

答：这个一般无所谓。但是如果是呕吐、吐水，胃中有振水音的话，我看还是空腹服比较好。至于晚饭后多久没有那么精细，再摸索摸索看，我也说不太清楚，反正舒服就行。以病人舒服为度，病人喝了舒服了就可以。

问：请讲讲血小板减少的治疗思路和经方运用？
答：这是大题目，有机会我专门来讲。

问：如果是口、眼、鼻咽、皮肤干燥，大便干，有时便秘，小便正常，喝水后易如厕，次数多，口渴不解，腹胀，可以用五苓散吗？如果吃了以后不舒服大概是什么方证？

答：可以。喝水不解渴，腹胀可以用五苓散。吃了以后不舒服，可以将五苓散加味，可以五苓散加小柴胡汤，或者用黄连汤，还有其他的方也可以用。因为这个比较复杂，一下子不容易给你准确的回答。

问：五苓散及吴茱萸汤均可治疗呕吐、头痛，如何鉴别使用？

答：两方均可以治疗呕吐、头痛，确实很容易混淆。但是吴茱萸汤的疼痛是真正的痛，痛得非常厉害，眼珠子都瞪出来。吴茱萸是止痛药。五苓散的痛是晕晕的、胀胀的，就是不舒服，同时五苓散有浮肿，全身蓄水的表现，"水胖子"。而吴茱萸汤证的病人瘦，要用人参的。

问：五苓散如何使用，是研磨成粉用水沸15分钟后服还是热水冲服？

答：打成粉，可以直接用开水冲服，也有的人用开水泡当茶喝，也可以。但是一般来说如果病人怕喝水的话还是用粉，米汤送服，可能更好一点，这是张仲景的方法。

问：女，60岁，患有高血压病半年，服西药后出现过敏现象，收缩压一直维持在160～200mmHg，舒张压100～150mmHg，伴有双眼视力模糊，只看到影子，现在已换用其他西药，但血压依旧，能否用五苓散加牛膝？

答：可以！你试试看，希望反馈！在网上要有个反馈，经验要共享啊。我们先走经验共享的中医路，然后走共同富裕的路。保密是没有出路的，你保密我保密大家都没得进步，一定要经验共享。以后做了名医，病人有的是给你看。所以大胆地把你自己的经验无偿的交流出来！在座不少经方沙龙的网友，个个都是名医，他们都不保留的，在座的很多都是。网友们都是毫不保留地把经验贡献出来。

问：五苓散用于治疗减肥及脂肪肝需要服用多长时间？要分疗程吗？

答：对。减肥的话一般病人要有耐心，要服用 1～2 个月。可以 1～2 个月为 1 个疗程，然后再看。脂肪肝的话要定期化验肝功能。肝功能好转了，病人有信心了，就能够坚持治疗。

问：五苓散可以用于治疗妇科的痛经和不孕么？

答：一般来说，治疗妇科痛经和不孕是用当归芍药散，还有桂枝茯苓丸，要用血药。而五苓散里面没有血药，只有水药、通阳药。但是可以合用，比如合用桂枝茯苓丸，合用当归芍药散。

问：青年女性素来情志不畅，稍微吃一点就腹部胀，而且经久不消，口不干，小便调，睡眠好，食欲好，习惯性便秘，月经量少，1 年内体重增加了 20 斤，想问患者是因为情志不畅导致的么？要怎么调？用五苓散吗？

答：这个病人是不是可以考虑用当归芍药散合四逆散之类的方子治疗？因为情志不畅，逍遥散、四逆散加上当归芍药散就可以，也可以合上五苓散。

问：希望细说一下五苓散治疗脱发的思路。

答：脱发治疗方法很多，有用活血的，有用清热的，有用五苓散利湿的。我记得岳美中先生曾经单用茯苓这味药治疗脱发。其实头发就像植物，水多了就长不牢，所以很多脱发和脾虚湿胜有关。五苓散利湿健脾，正好可以治疗此类型的脱发。

问：五苓散加葛根能止泻，葛根不是产生津液的嘛？不会泄泻更严重么？

答：你要看老祖先几千年来怎么用葛根的，张仲景用葛根就是专门用来治疗下利的。下利越是不止的，葛根越是用量要大，比如说葛根芩连汤用到八两。但是大便稍微稀的，葛根就用到四两，像葛根汤就是这样。所以葛根升清，升清是什么，就是治疗拉稀的。大便干结的人葛根还不能多用。所以生津液不要以为就是生出水来了，这个要注意。

问：希望老师以后讲一些关于临床用方失败且又帮助您成功的宝贵经验。

答：我的经验都是从失败中总结出来的，因为看了半天治不好，人家骂你了，然后再想我怎么看好，都是这样过来的。失败的太多了，哪有个个成功的！名医背后很多死亡案例，不经过这个过程"雪球"怎么能滚得大呢？所以你们要多看病。现在我在南京中医药大学，倡导大学生自己的病自己治，脸上的痘痘、月经不调……自己开方自己治，自己煎药自己喝。父母的病你先治，还有朋友、同学、亲戚的病，你能治你就治嘛！这样才能多实践，你才有经验。中医嘛，就是经验医学，没有经验哪来你这个名医啊。所以要善待病人，病人是你的老师。

问：请问您说的散，是原药材碾成的粉？

答：对，是原药材碾成粉。张仲景就是这样。那时候没有颗粒剂。

问：若是打散煎服，用量较服用散剂有区别吗？

答：按照比例就行了。

问：五苓散可治疗淋巴结病？

答：反正柴苓汤可以，柴苓汤加连翘，我经常用来治淋巴结肿大。

问：网上有人说您的方证、药证是择方以加，择方以用，与辨证论治有违，您怎么看？

答：这是个大问题，其实很多人说我这个方证很机械，我是对症状用药，头痛医头，脚痛医脚。其实他根本不懂。

现在的确有不少中医是对症状用药，头痛：川芎、白芷；睡不着觉：合欢皮、夜交藤、酸枣仁；胃口不好：山楂、麦芽；没力气：黄芪、党参……头痛医头，脚痛医脚，对症状用药，所以用药一大堆。症状多，特别遇到神经症的患者，三四十味药加上去还不够。而西医是对病的，比这类中医高一层。所以很多人学西医的东西能看好病，病的早期、中期、晚期，抓住关键用药还不错，但是还不够。因为没有一个病是脱离人体的本体而存在的。每个病都是以具体的人作为参照的。所以最高级的医生是对人、病都考虑。这就是我们讲的方证，我们的方证是什么？就是讲的病和人的组合。所以谁说我方证、药证与辨证有违？我前面说过的，辨证论治它是最最机械的！但是不成规矩何来方圆？

本文选自《名师经方讲录·第四辑》（李赛美主编，中国中医药出版社出版）

冯世纶：
六经八纲守病机，方证对应最尖端

———————· 作者：冯世纶 ·———————

编者按

今天，湖北中医药大学、河南中医学院的同学发来"我的悦读中医：不放逸、不抱怨，从21天开始"的倡议呼应。以后，除了照片，请您也发来您对21天行动的理解和阐释。

什么是你眼中的"不放逸、不抱怨"？

先说说我眼中的"不放逸"：就是不贪多，每天做好两件事。这两件事是关系到一生的大事。比如，每天诵伤寒金匮（定则生慧），比如，每天写分享日记（三省吾身）。再说说我眼中的"不抱怨"：与其抱怨，不如行动和改变，每天进步一点点。做出一点自己满意的"小成就"，比如，录制一分钟"讲故事学中医"、开通喜马拉雅中医电台……第一位播出中医节目的志愿者将获赠"中医师承多媒体学堂"的大礼包：《悦读中医》丛刊与"师承学堂"光盘。

下面，就是大家期待的"悦读中医"精彩文章。如果觉得很棒的话，请您向最好的朋友"分享喜悦"。

冯世纶，中日友好医院教授、当代杰出的经方临床家、教育家。
1938 年出生于河北晋州，1965 年毕业于北京中医药大学中医系，受
胡希恕学术思想影响而专注于经方研究，出版《经方传真：胡希恕经
方理论与实践》、《经方医学：六经八纲读懂伤寒论》、《中国汤液经
方——伤寒杂病论传真》、《胡希恕讲伤寒杂病论》、《胡希恕病位类方
解》、《冯世伦经方临床带教实录》、《解读伊尹汤液经》等专著。

　　我走向中医之路，特别是走向六经辨证的经方道路，有着偶然
性，也有必然性。我学医并不是由于自己出生于中医世家，而是与
小时候我体弱多病及一段让我伤心的往事有关。我小时候生在农村，
老百姓生活困苦，一般都看不起病，病得特别重了才去看。我生下
来不到半岁就因患中毒性消化不良而差点夭折。我始终不能忘记的
是，我的妹妹患麻疹合并肺炎，我母亲抱着她步行十几里地找医生
看病，但进门后医生的家人却说大夫不在家，结果母亲白跑一趟，
只能无奈地又把妹妹抱回家。实际上是怎么回事呢？原来是那个医
生一来对这种病没有把握，二来也知道我们家穷，就索性不给看病。
我母亲把妹妹抱回家没几天，妹妹就死掉了，母亲悲痛不已，半夜
的哭声，给当时年幼的我留下刻骨铭心的回忆。我妹妹的病，如果
放到现在，吃几剂药就好了。但当时对于农村的村医，却是棘手的

疑难重症。当时让我深受刺激：哎呀，求医真难！太难了！那时就开始朦胧地想：如果自己懂医该多好呀！

后来，等到我快考大学的时候，记得那是 1957 年，我得了一次流感，所有患流感的同学都被隔离在由校图书馆改建的病房里。校医用西药治疗，老让我们出汗，汗出得连铺板都湿了。经过一星期的隔离治疗，不烧了，算是好了吧，但身上却一点劲儿也没有，而且还严重失眠，过了好长时间，仍是汗出多又睡不着觉。过了几天，我偶然从一本旧杂志上看到一篇文章，介绍中医治疗感冒比西医有优势，于是我就萌生了学中医的愿望。中学毕业选择志愿的时候，我就选报了北京中医学院。

国策兴中医　有幸步入经方之道

我终于有机会进入北京中医学院学习中医。能够学中医是很幸运，但也不是一帆风顺的。因新中国成立后的中医教育刚刚开始，各方面经验在不断地摸索、积累、改进。当时我们的大学教育是中西结合的，很多老一代中医专家都非常重视中医，提出加强中医教育，如有名的"五老上书"，提出加强中医基础教育。这样，我们就多学了一年中医基础课。老一代中医前辈还发出"早临床早实习"的呼吁，实践证明，这对学习中医是很有益的。曾记得在第一次中医实习的时候，宋孝志老师就放手让我用小青龙汤治疗咳喘，结果疗效卓著，让我喜出望外，我写下了我的第一篇论文"小青龙汤治疗咳喘体会"，现在看来，这篇文章颇显幼稚，但却埋下日后我对经方的执著。

我通过在北京中医学院的课程学习和毕业实习，打下了中医、西医的扎实基础，学习了内、外、妇、儿、针灸等各科临床技能。我有幸跟随赵锡武、方药中、焦国瑞、郭士魁等名老中医学习，感受到中医的博大精深，为进一步学习中医和弘扬中医打下了基础。更幸运的是，我毕业参加工作后，所在单位——东直门医院也强调中医继承工作，当时是国家给安排的，现在想起来真是太幸运了！不过，当时年轻的我尚未明确继承的意义。工作期间，我有幸参加了继承工作，先后师承董建华、赵绍琴、张志纯等名老中医，后来又师承胡希恕先生，学了不少老中医的经验。各位名家的临床经验、学术流派，丰富了我的中医知识，开阔了我的临床视野，现在回想起来是非常有益的。与此同时，我还学习了西医临床知识，有幸跟随呼吸病专家佟宝乃教授学习，并参与了教学、科研工作，可以说除了中医，我也算对西医学有所了解。这个时期，我还参加了教材编写工作，发表了一些论文和专著，如"中药治疗中叶肺不张5例小结"、"治疗男性不育经验"、"党参、五灵脂治疗慢性气管炎32例"、《古今延年益寿方汇萃》、《古今养生法500例》等。坦率地说，我那时是"半瓶子醋晃荡得欢"，曾时时冒出"中西医结合医者"的自豪感。后来，通过长期的临床与实践，尤其是胡希恕先生带我进入经方之门后，我才真正感到中西医的博大精深，深感每个人进入一个小小的领域都是不容易的，亦认识到中医学术研究问题之多、发展之难，有许多问题需不断探索、研究。

有幸于继承　认识胡希恕经方学术

我于1967年开始跟胡希恕老师学习，刚开始跟其抄方的时候就感到特别奇怪，胡老一上午诊治30多名患者，每次四诊完后胡老皆谓："此患者为某某方证"、"此患者为某某方证合某某方证……"因为我熟悉了用教材所讲的脏腑经络辨证，而似乎胡老不用这些常规的辨证方法，跟别的老师不一样。故我好奇而大胆地问："胡老你怎么不辨证论治啊？"胡老笑着说："怎么不辨证论治啊？等我慢慢给你讲吧！"于是胡老就利用星期六、星期天的休息时间为我和其他几位学生讲课，先讲《伤寒论》的辨证施治概念，然后讲方证的应用，当时因为是业余讲课，大家有空就去，没空就间断了。那时候，因为"文革"期间的运动非常多，有时候听几天就间断了，只好匆匆忙忙抄录胡老的笔记，以便前后讲课内容能够串在一起。虽然胡老所讲的内容当时未能全部消化，但我听过之后就立刻受到胡老学术观点的影响，随诊虽然不到三个月，但感到收获颇大。三个月以后，我参加了医疗队，住在北京延庆县棒水峪，经常巡诊到西拨子、石峡各村。在那里应用胡老讲过的方证概念，临床治病中小试牛刀，就感到了经方的有效和神奇。我记得非常清楚的是：出诊看一个11岁的小姑娘，高烧、恶心呕吐、胃脘疼、卧炕不起，西药用抗菌素等治疗不效。我一看像是大柴胡汤证，那时也并无多大把握，但反复思考后，确信就是大柴胡汤证，即大胆开一剂。第二天，我们去巡诊，一敲门，当当当！小姑娘跑出来了，"我好啦！"小姑娘面带笑容，我真是喜出望外。过几天，我又治疗一位60多岁的老农，他患有尿潴留，前面的几个医生连续导尿，总保留着导尿管，让这位老农深感不便。我看了以后，按照胡老的思路，辨认是五苓散证。于是，我就给他开了五苓散，结果两剂见效。当时的农民无钱买药，为了节省用药，我骑着自行车跑到五里地之外的西拨子，把五苓散的中药压成面，这样，比汤剂疗效好而省钱。结果，五苓散的药面还没吃完，这位老农的尿潴留就好了，导尿管也就拔掉了，再也不需要导尿了。那时候，我在惊喜之余，特意给胡老写了一封信（唯一的一封信），说老师讲的方证经验在临床上非常好使。

以前我在临床上都是用脏腑辨证，我跟随方药中老师实习的时间最长，非常熟悉脏腑辨证。后来，自从我跟胡老学习后，就大多用经方六经辨证了。由于当时的工作关系，我没有机会系统地听胡老再讲。大概过了十年，我才开始又听胡老讲课。那时我担任教学工作，教材不断地改革、改编。我负责中医内科的呼吸系统，如咳嗽、喘、感冒等。传统的教科书，一般把感冒分为风寒、风热、暑湿等证型，而我在编写教材的这部分内容的时候，开始受到胡老学术思想的影响，就有意识地把六经的方证或者六经辨证的内容加进去，并开始在临床教学上应用经方。但是，坦率地说，这个时候自己体会并不深透，加之还有其他繁多的任务、工作，我没有专心精学《伤寒论》。

直到 1978 年，胡老又开始系统讲课了，我于是有机会系统听讲。当时，我看到胡老身体已经不太好了。那时，恰巧日本友人提供了一台当时还很罕见的录音机，于是，我利用这个机会，给胡老的这次系统讲课做了全程录音。很多学者曾经感慨：幸亏有这个录音，让伤寒界人士能够有机会仔细学习胡老研究伤寒的学术思想。那时候，因为胡老的学术观点和"正统派"有较大差异，所以，胡老的论文、论著在当时出版起来非常困难，以至于胡老的一篇论文写完后，某杂志编辑硬要胡老附上"西医式"的对照组的数字统计，否则就不予刊发。而学术专著的发表更是比登天还难。胡老生前仅仅正式发表过一篇论文，说实话，这既有胡老严谨认真，不愿轻易发表论文、论著的原因，也有当时的学术环境、出版环境，无法给胡老提供一个展示的舞台有关。后者的原因，除了胡老身边的学生几乎无人知晓。但胡老对此并不气馁，抓紧一切业余时间给学生们讲课，以便传播经方学术思想。当时，我就想到要把老师的学术成果记录、出版，于是，我就工工整整地把胡老的讲课笔记抄于稿纸，胡老讲课的内容，原本原样地记录、整理出来，等待出版的机会，让后人学习、研讨。但是，我曾经联系过很多家出版社，在当时的环境下没有出版社能够出版。所幸的是，在这个时期，我整理了几篇胡老的学术经验论文，如"黄汗刍议"、"胡希恕老中医治疗肝炎经验"、"胡希恕老中医治疗哮喘经验"等，发表在几家刊物上。

入室潜心学　切磋探讨经方之理

我系统总结胡老的学术思想，重点放在整理他的讲课笔记，整理抄方记录。书稿整理出来了，由于各种原因十多年间未能出版，胡希恕先生的学术观价值几何？胡老只是一位经方临床家，还是一代经方思想家？说实话，我也是心里无底，毕竟当时中医界无人作出任何评价。等了十几年之后，这才在1994年出版了《经方传真：胡希恕经方理论与实践》。《经方传真》出版两年后，不断有经方爱好者前来切磋，中医界开始渐渐认同胡老的学术观点。前来学习的读者，有在校大学生、临床中医师，还有不少港、澳、台学生和韩、日、法等国留学生，他（她）们对经方的热爱、对学术的追求，给了我很大鼓励。我越来越感受到，他（她）们是经方的传承者，是未来新一代的"张仲景"。有一位广州的博士生提出了许多问题，其中问到：《伤寒论》第28条到底是去桂还是去芍？我当时按胡老的注解回答，即认同《医宗金鉴》的观点。但事后仔细再读原文，联系到胡老有关"外邪内饮"的论述及"津液与六经病变关系"的论

99

述，认为去桂较为合理。这算是我在继承胡老的学术观点的基础上，开始独立思考和认识经方学术体系。我还从皇甫谧"张仲景论广汤液"中体会到《伤寒论》成书的含义。到 20 世纪末，系统总结胡老学术思想和经验的著作得以陆续出版。在整理这些著作的过程中，我在临床上反复用，反复体会原文，对经方理解更加深刻，对经方有了比较明确的个人见解。我出版第一部书《经方传真》之时自己的独立体会还不太深，而等到第三部书《中国汤液经方》出版的时候，我就有了自己较坚定的看法，认识到《伤寒论》属于中医独特的经方理论体系。

胡老对《伤寒论》的研究，是有一个过程的，他费尽一生心血研究经方，他的笔记翻来覆去地修改，几乎无穷无尽。胡老研究《伤寒论》用的是什么方法？说起来既复杂又简单，即重视"原始条文"的研究，其学术观点皆来源于《伤寒论》的原始条文，一条一条地认识，反反复复地认识。在不同的时期，胡老可能对有些条文有不同的认识，甚至差异较大。但通过临床的探索，逐渐又将差异落实到殊途同归的"唯一性"上。对于《伤寒论》、《金匮要略》的每一条条文，他总是翻来覆去地思考，结合临床进行验证。对每个方证，胡老都进行前后对照、系统研究，即胡老自谓的"始终理会"的不二法门，用这种方法来认识《伤寒论》、经方的原旨、经方的理论体系。最后胡老得出了不同于"以《内经》释《伤寒论》"的论断：《伤寒论》的六经是来自八纲，《伤寒论》的六经是八纲概念，而不是经络脏腑概念。

我对经方、对胡老的学术思想的认识并不是"当下顿悟"，而是有个过程。我曾对胡老的一个做法感到困惑：胡老在写"辨证论治概要"时，列那么多的原文，让人感到有些啰嗦，太多了，干嘛列那么多的原文啊？后来，自己才逐渐认识到，胡老写这些原文不是随便列的，他是想通过这些原文、条文来说明：六经是怎么来的？比如，为什么太阳病会是表阳证？此外，胡老研究经方的另一方法是研究类证，即把有关方证都列在一起，通过类比来认识一个方证。他不是只据一个条文，而是根据全部相关的条文来研究，做到理论忠实于原文、反映全书内容。

学中医要继承和弘扬，首先是继承。怎样继承呢？那就是必须吃透原文。原文，你得读懂，不是说孤立读懂一条原文，而是要读懂相关的全部原文，这才算是真正读懂。比如对于"伤寒"来说，许多人不认真读原文，而是跟着注家走，跟着名人走。王叔和、成无己、张志聪等这些人，他们以《内经》、《难经》来解释《伤寒杂病论》，认为"伤寒，是伤于寒；中风，是伤于风。"其实，如果细读《伤寒杂病论》中的全部"伤寒"条文，你会发现：整部《伤寒杂病论》中，许多包含"伤寒"两字的条文，并不是这种含义。胡老解读"伤寒"二字，不受以往注家的影响，而是反复精读原文，前后对照读原文。伤寒的概念在《伤寒论》的原旨是什么呢？从《伤寒论》第3条可以发现："太阳病，或已发热，或未发热，必恶寒，体痛，呕逆，脉阴阳俱紧者，名为伤寒。"这一条，并没说伤寒是伤于寒，论中所出现的伤寒概念，皆同于这一条，皆是症状反应概念，而不是"伤于寒"的概念。胡老明确指出：伤寒是症状表现、反应，是八纲概念，不是病因概念。

胡老不但给我们留下了宝贵的学术思想，而且留下了更为珍贵的研究经方的方法，指导我们继续探讨经方临床应用，近期我主编的《经方用药初探》即继承其"以方证类药"的方法。

有感于责任　做一代经方传人

　　胡希恕先生研究经方的资料陆续出版后，引起国内外中医学界的注目，我也因此多次受邀在南京中医药大学、北京中医药大学、河南中医学院和青海、成都、宁波、台湾等地进行经方学术讲座。2008 年 11 月 2 日，我还接受了专程来中国的日本东洋学术出版社社长山本胜司的专题采访。这使我感受到，临床界和学术界越来越重视胡希恕先生经方学术思想，很多临床医师开始应用胡希恕先生学术思想来解读经方、运用经方。

　　我在河南中医学院讲课时，一位青年学生的提问，引起了我的深思。他问到："如像您所说，六经来自八纲，难道六经就那么简单吗？"他的提问带有普遍性，因为近千年来中医界以《内经》解《伤寒论》已成传统，导致了越解越乱，致使经方六经难以理解，让学生们在临床运用中颇多困惑，这也是当代中医界经方运用并不普遍的深层次原因。虽然不少人《伤寒论》在口头上喊得很响亮，但在临床应用中并不广泛，这的确值得中医学界深入思考和反省！

　　胡希恕先生提出"六经来自八纲"，使得经方的临床应用能够达到"执简驭繁，一通百通"，很多临床工作者如获至宝，临床疗效大为提高。比如，河南某市副主任医师毛进军曾说："应用一些时方或专病专方治疗，虽然针对性较强，辨证也较准确，但疗效并不甚理想，对此，我曾经迷茫过……""自从接触了胡希恕教授的三阴三阳六经（病）及方证思辨治疗体系，以及将胡老的学术思想体系应用于临证实践中，我感到中医辨治进入了一个全新的境界和层次，疗效的确迅速提升。"（见毛进军著《经方活用心法——六经辨治医案实录》）类似毛进军医师的人不胜枚举，他们的临床有效率都得到了较大提升。当然，对于某些不从事临床的中医研究者，胡老的理论虽然便于理解，但也会让他们生疑，因为他们没有临床的体验，难以分辨胡老理论体系的优劣。鉴于此，我感到自己有责任把胡希恕先生研究经方的成果进行传播、弘扬，组建胡希恕学术研究会，带领我的学生们在临床上实证、在理论上提升，不遗余力地宣传、推广胡老的学术思想。

进入 21 世纪以后，我也开始在继承胡老学术思想的前提下，有着更多自己对经方的独立思考，逐渐形成自己的学术观点。胡老在世的时候，对所有经方按照"表、里、半表半里（乃至于阳明病、太阴病）"进行了分类，研究成果汇集在我主编的《胡希恕病位类方解》中。但胡老没有来得及对所有经方按照六经（太阳病、阳明病、少阳病、太阴病、少阴病、厥阴病）进行分类，我通过临床探究，终于对所有经方按照六经进行了分类，研究成果汇集在我主编的《经方传真：胡希恕经方理论与实践》（修订版）中。

我在探讨六经形成上下了一定工夫，特别是对伤寒的千古之谜——"半表半里"理论进行了不断探究。以前这个"半表半里"的概念，有关研究和资料较少。胡老提出"六经来自八纲"，我就不断思考：这八纲怎么变成六经的呢？其中，很关键的是"半表半里"这个概念，有了表、里、半表半里，才形成了六经，才由八纲变成了六经。《伤寒论》148 条："伤寒五六日，头汗出，微恶寒，手足冷，心下满，口不欲食，大便硬，脉细者，此为阳微结，必有表，复有里也。脉沉亦在里也。汗出为阳微，假令纯阴结，不得复有外证，悉入在里，此为半在里半在外也。脉虽沉紧，不得为少阴病。所以然者，阴不得有汗，今头汗出，故知非少阴也，可与小柴胡汤。设不了了者，得屎而解。"其中的"半在里半在外"引起了我的高度重视。对半表半里，胡老在早期所讲和晚年所讲也有较大差异，可见任何学术都有个逐渐认识、逐步深化，乃至"反复修正、不断更新"的过程。对于《伤寒论》第148条的理解，胡老原先认为"可与小柴胡汤"是没错的，但后来他就认为不应该用小柴胡汤，而应该是"可与柴胡桂枝干姜汤"。我记得在上世纪60年代，我刚跟胡老抄方的时候，也经常见胡老使用柴胡桂枝干姜汤，但是我对这个方证理解并不特别深透，只是大致知道怎么使用，见到肝炎或妇科病病人，根据口苦、咽干、胸胁苦满，脉象有些虚弱的情况，就用柴胡桂枝干姜汤，但是为什么要用柴胡桂枝干姜汤？进一步的深层次原因我就说不清楚了。

胡老经过反复思考，认为这148条是干什么的？就是解释147条的。《伤寒论》147条："伤寒五六日，已发汗而复下之，胸胁满微结，小便不利，渴而不呕，但头汗出，往来寒热心烦者，此为未解也，柴胡桂枝干姜汤主之。"解释什么呢？"阳微结"。为什么形成阳微结？这是因为"伤寒五六日，头汗出，微恶寒，手足冷，心下满，口不欲食，大便硬，脉细者，此为阳微结"，也就是说，是因为津液伤得厉害了，所以出现了大便干。注意，这种大便干并不是由于热，它跟阳明病大承气汤证的大便干并不一样，大承气汤证的大便干是因为热灼津液，而这个大便干则是由于津液逐渐损伤而致，没有热的原因。是因为虚寒得厉害了，而不是热的原因，所以这时候的大便干就成为"阳微结"。因是"阳微结"，用小柴胡汤就不对了，它已经是半表半里的阴证，而不是半表半里的阳证了，所以胡老的观点就变了，对于148条中的"可与小柴胡汤"原文，胡老认为"用小柴胡汤不如用柴胡桂枝干姜汤贴切"。实际上就是否定了用小柴胡汤，肯定了用柴胡桂枝干姜汤。胡老认为：148 条主要在讲由半表半里阳证变成半表半里阴证，即由少阳病变为厥阴病，这就提示我们进一步认识半表半里的阴证，也就是厥阴病。也提示我们学习《伤寒论》的时候，学习条文是头等重要的事情，绝对不能投机取巧走捷径，要把每一条原文联系临床进行反复思考。

我在伤寒治学的道路上，也继承胡老的这种"探赜索隐、临床求证"的精神，通过很多年反复研读原文、反复对比同类条文，对"半表半里"和"柴胡桂枝干姜汤"有了自己的独立体会。柴胡桂枝干姜汤是治什么的？是治半表半里的阴证，也就是厥阴病。

我拜读了杨绍伊的《伊尹汤液经》，进一步明确了《伤寒论》是由《论广汤液》而成，并由其考证得知，汉前的《汤液经法》用八纲理论进行辨证论治，并无"半表半里"概念，到了东汉张仲景以后才产生"半表半里"概念；汉前的《汤液经法》虽有六经名，但无六经提纲内容。由此考证，我坚信六经的形成当在东汉，是因加入"半表半里"概念才由八纲形成六经。于是，我把这些自己的心得体会写成文章，加入注解胡希恕先生的论著中，既宣传了胡老研究经方的成果，也激励自己更深入地独立思考、精研经方。我的经方之路，能够有机会师承胡老，真是人生之万幸。当然，我也接触了不少其他门派，感觉各有所长，各有特色。然而从对临床疗效的提高上，我认为，胡老的经方体系，无疑是最有实效的。实践是检验某个学术派别的唯一标准。学习经方，要参考其他学科，参考其他学派，经方和时方并不对立，而是相互补充。我有幸跟随了好多名老中医学习，比如说焦树德老师治疗痹症，就是"时方派"运用经方进行专科研究，这给我很大的启发，后世许多学派或名家，其学术渊源多来自经方。

最后，我想和大家说点肺腑之言：大家都津津乐道于胡老做学问的严谨，不少人劝胡老发表论文、出版专著时，他总是说："再等等吧，我还没有考虑成熟"，固然有当时的学术环境不容胡老发表论著的罕为人知的特定背景，但也的确反映了胡老内心深处做学问的严谨风范。现在，我也是深有体会，越是深入研究经方，就越感觉有很多的问题没有考虑成熟、透彻。真可谓是"经方越学，问题越多"。我最近正在写一本关于经方的新书，内容是探讨经方用药规律。写作中，我和助手们就遇到了好多问题，比如说关于六经、八纲，胡老说"中医辨证是先辨六经，继辨方证，临床运用大致如此"。但是，辨了六经以后，辨方证就要把每个方证都归属六经，多数方证还算好归，但有些方证归起来就左右为难，似乎既可以归入这经，也可以归入那经，颇让我们感觉困难。面对这些问题，我们感觉到，真是越学问题越多，真是学无止境啊。这里再次体会到胡老回答"还没考虑成熟"的真正含义。比如说，五苓散属于什么方证？归于哪一个经？有人说，它属于太阳病；有人说，属于太阳阳明合病；还有人说，属于太阳阳明太阴合病……众说纷纭，如同盲人摸象一样，或许每个人都真实触摸到大象的某一部分，但或许都不全面完整。所以，对于经方的探讨，是没有止境的，需要一代又一代的经方学人不断努力，才能渐渐接近真理的本质。

方证是辨证的尖端

方证是由方药和证候以八纲为基础对应的理念，它起源于神农时代，逐渐积累丰富，至汉代产生了六经辨证，形成了完整的六经辨证理论体系，经方、《伤寒论》的主要内容及六经辨证理论，都是由方证发展而来。经方之源，始于方证，它既属基础理论，亦属临床证治。因此，认识方证，是学好《伤寒论》、认清六经实质的关键。

学习《伤寒论》的主要功夫，重在掌握各个方证，后世许多经方家对此皆有论述，如陈修园在《长沙方歌括》指出："大抵入手功夫，即以伊圣之方为据，有此病，必用此方……论中桂枝证、麻黄证、柴胡证、承气证等以方名证，明明提出大眼目。"因此，辨方证是六经辨证、八纲辨证的继续，是更具体、更进一步的辨证，中医治病有无疗效，其关键，就在于辨方证是否正确。方证相应是临床治病取效的前提，故经方大师胡希恕先生，把辨方证称之为最高级辨证，把辨方证称之为辨证的尖端，并指出家传秘方亦属辨方证，谓："众所周知，农村常有以家藏秘方专治某病者，虽于辨证论治毫无所知，但于其秘方的应用，确心中有数（掌握适应证）因而往往有验。不过读者于此必须注意，凡是有验方剂，无论用者知与不知，若分析其主治（即方证），则均属六经八纲的细目，这是可以断言的"。辨方证的科学性、学术价值，不但为遵用方证理论者所证实，而且也为不遵用其理论者所反证。如日本的"小柴胡汤副作用死亡事件"，震惊日本，耐人寻味，汉方研究者栗岛行春指出："让慢性肝炎、肝硬化等患者长期服用小柴胡汤，发生间质性肺炎、死亡，是由一个追求名利的医师发表论文开始的……是不学习中医理论，只用西医的病名来决定处方的结果，是研究失败的根本，而把责任诿过于小柴胡汤有副作用，是错上加错。"更强调了"让没有了小柴胡汤方证的患者，长期服用小柴胡汤"是造成间质性肺炎的根本原因。《伤寒论》是中医经方辨证论治体系，更讲求辨方证，全书主要讲辨方证，第317条方后附："病皆与方相应者，乃服之"，这是后人的注释，是对方证的认知。论中对小柴胡汤的用法有明确说明："血弱、气尽、腠理开，邪气因入……往来寒热，休作有时……小柴胡汤主之。服柴胡汤已，渴者属阳明，以法治之"。早已明确指出，没有小柴胡汤方证就不能服用该方药。"小柴胡汤副作用死亡事件"的发生，主要原因是不辨方证，以血的教训说明了辨方证的重要性、科学性。

由于经方的方证来自临床实践，不论是经方派，还是时方派，都注重其应用和研究，对其认识也就不断深化，逐渐认识到方证的科学性。如沈自尹认为："从广义上说，以汤方辨证亦属辨证范围，故称之为方剂辨证……以药物的系统——方，来调节病理的系统——证，寻找方剂效应值的一体化，就是方剂辨证的含义所在……一定意义上说，它可概括整个辨证施治的内容"。这里很清楚地指出了，辨方证不是简单的对号入座，而是更详细、更具体、更全面的辨证论治。不少人认识到了辨方证的重要意义，中药治病，不在用药味多少、药量轻重，而在方证相适应、对应。如何天麟说："在临证处方时，一般认为对'症'下药疗效较好，实际亦不尽然。笔者曾治一女孩，因感寒而发热喘咳，脉浮，苔白，初投小青龙汤加杏仁两剂，热平，咳减，但喘仍作，小便甚少。二诊见原方已效，乃加茯苓利水，服后病不减而尿仍少。三诊，前方去麻黄续服，喘咳止，小便亦畅。岳美中治一妇女，慢性肾炎，血尿、尿频、腰痛，投猪苓汤三剂而愈。月余，病又复发，因虑其虚，增入山药一味，病反转重，复用猪苓汤原方而效。后病再复发，又增海金沙一味，竟又不效，再用猪苓汤原方而效。于此获得更大启发，正如《沈括良方·自序》所说：药之单用为易知，药之复用为难知。世之处方者，以一药为不足，又以众药益之，殊不知药之有相使者、相反者，有相合而性易者，可知方有常方，法无常法，在辨证论治基础上，执一法不如守一方"。是说辨方证一定要准确，加减用药也要像桂枝加桂汤那样要对证，而不是对症、对病。

我国历来重视方剂和其适应证的研究，后世方如潮涌出现，皆是证明，如《千金要方》、《和剂局方》、《太平圣惠方》等，其内容主要是讲方证。《伤寒论》因不但有方证经验，而且还有完整的理论体系，因此在国内外广为传播，尤其对日本汉方医学影响深远。日本明治维新时期，决策者要取消汉方医，当时身为西医的汤本求真先生，眼看着亲生女儿因腹泻用西药治疗无效被夺去生命，因之悲愤感慨不已，转而发奋学习经方（初读《医界之铁椎》），临床应用效如桴鼓，并结合临床体验，著成了《皇汉医学》，于是使日本的汉方医学重振旗鼓，使方证对应派成为日本的主流派。也有人从临床和实验室探讨了方证对应关系。如伊藤嘉纪通过五苓散方证的研究认为：五苓散方证的病理状态，是渗透压调节点的降低，其利尿作用是通过调整调节点来恢复水液代谢正常的。给正常人和动物服五苓散看不到利尿现象，如让人和动物出大量汗，造成津伤表虚出现五苓散方证后，再给服五苓散，则看到明显的利尿作用。因而，认为五苓散与五苓散方证之间，存在着特异的方证对应关系。藤平健在论述出血病的治疗时指出，中医的处方，是由几个生药组成发挥独特治疗效果的方剂，这个处方可看作一个齿轮，而出血病表现各种症状，这些不同的症状好似不同的齿轮，两者如能紧密咬合，则可使疾病很快治愈，如两方面的齿轮咬合不紧，就像汽车中的齿轮咬合一样，齿轮不合，则汽车不能开动，也就是说，治病方药不对证，治疗也就无效。

近治愈眩晕一例感触颇深：2007年10月17日，82岁老妪患起则头眩，到某大医院急诊，CT、B超、心电图等查未见异常，而静脉输入丹参等药，同时给服多种中成药、西药，花去两千多元，得到的结果是起则仆地，头破血流，无奈找中医诊治。我仅根据患者的症状特点，判定为苓桂术甘汤方证，给服一剂效，三剂愈。此事引人深思，深感有关《伤寒论》的科学内涵值得探讨。"伤寒"的主要核心科学内涵，当是六经、八纲及方证所形成的辨证理论体系（其中还有痰饮、瘀血、水毒、七情、六淫等致病因素），应用于临床百试百验，国内外称奇，显示了其科学性。章太炎盛赞"《伤寒论》为吾土辨析最详之著作"，认为"中医之胜于西医者，大抵《伤寒论》为独甚"，主要是因经方以疾病反映出的症状和用药反应规律，总结治病经验。这些在汉代以前道家医学就积累了丰富资料，张仲景的伟大功绩是："撰《伤寒论》避道家之称"，方证名但以某药名之，更突出的是弃五行理念，而只用八纲来总结症状、方证经验，从而使方证更能标准化反映疾病的实质，使其理论更具科学性。

附录：冯世纶教授常用方

太阳病（表阳证）篇

桂枝解外类方

桂枝汤方、桂枝加桂汤方、桂枝加葛根汤方、栝楼桂枝汤方、桂枝加黄芪汤方、黄芪桂枝五物汤方、桂枝加厚朴杏子汤方、桂枝甘草汤方、桂枝甘草龙骨牡蛎汤方、桂枝加龙骨牡蛎汤方、小建中汤方、当归建中汤方、黄芪建中汤方、桂枝人参汤方、当归四逆汤方、当归四逆加吴茱萸生姜汤方、苓桂术甘汤方、五苓散方、桂枝茯苓丸方、半夏散及汤方、炙甘草汤方

麻黄解表类方

葛根汤方、射干麻黄汤方、桂枝麻黄各半汤方、小青龙汤方

其他解表类方

防己黄芪汤方、桂枝去桂加茯苓白术汤方、葛根黄芩黄连汤方

阳明病（里阳证）篇

表里双解类方

白虎桂枝汤方、桂枝加芍药汤方、桂枝加大黄汤方、木防己汤方、越婢汤方、越婢加术汤方、越婢加半夏汤方、大青龙汤方、小青龙加石膏汤方、麻杏石甘汤方、麻黄杏仁薏苡甘草汤方、麻黄连翘赤小豆汤方

和解清里类方

柴胡加龙骨牡蛎汤方、大柴胡汤方

清里实热类方

白虎汤方、白虎加人参汤方、调胃承气汤方、小承气汤方、大承气汤方、泻心汤方、茵陈蒿汤方、栀子豉汤方、白头翁汤方、千金苇茎汤方、苦参汤方、当归贝母苦参汤方、已椒苈黄丸方

少阳病（半表半里阳证）篇

小柴胡汤方、柴胡桂枝汤方、四逆散方、甘草汤方、桔梗汤方

太阴病（里阴证）篇

温中祛饮类方

理中汤或丸方、四逆汤方、附子汤方、附子粳米汤方、栝楼瞿麦丸方、八味（肾气）丸方、半夏厚朴汤方、厚朴生姜半夏甘草人参汤方、大建中汤方、吴茱萸汤方、麦门冬汤方、甘草干姜汤方、甘草干姜茯苓白术汤方、苓甘五味姜辛汤方、苓甘五味姜辛夏汤方、苓甘五味姜辛夏杏汤方、旋覆代赭汤方、外台茯苓饮方、甘草小麦大枣汤方、枳术汤方、栝楼薤白半夏汤方、枳实薤白桂枝汤方、柏叶汤方

养血利水类方

当归芍药散方、温经汤方、胶艾汤方、赤小豆当归散方、芍药甘草汤方、酸枣仁汤方、旋覆花汤方

少阴病（表阴证）篇

麻黄附子甘草汤方、麻黄附子细辛汤方、桂枝芍药知母汤方、桂枝加附子汤方、真武汤方

厥阴病（半表半里阴证）篇

乌梅丸方、柴胡桂枝干姜汤方、黄连汤方、半夏泻心汤方、甘草泻心汤方、生姜泻心汤方、黄土汤方

本文选自《当代经方名家临床之路》（李赛美主编，中国中医药出版社出版）

6

追忆胡希恕先生
（刘渡舟赵绍琴等六名医会诊故事）

———————— · 作者：单志华 · ————————

编者按

今天，新疆医科大学中医学院的同学发来"我的悦读中医：不放逸、不抱怨，从 21 天开始"的倡议呼应。

北京中医药大学"小猪猪"发来信息：

不放逸，就是不能放任安逸，对我来说尽量减少网上闲聊、微信闲聊，把碎片化时间用来学经典、上临床（跟师）。

不抱怨，就是不能空头抱怨，"中医兴旺，从我做起"，不参与口水战，多参加讲座、论坛活动，学到真本事，才有发言权。

另：《悦读中医》诚征大学生原创漫画，用您手中的笔，给"悦读中医"更美丽、温馨的生动和缤纷。

下面，就是大家期待的"悦读中医"精彩文章。如果觉得很棒的话，请您向最好的朋友"分享喜悦"。

曾经跟随刘渡舟、胡希恕、许振寰三位名家学习中医的单志华先生，在《我的老师》一文中，如此追忆胡希恕先生：

　　在跟随刘老（编者按：即刘渡舟先生）攻读中医经典著作期间，1982 年初夏，一个偶然的机会，让我有幸结识了北京中医学院东直门医院的另一位名老——胡希恕老先生。

　　记得父亲（编者按：作者的父亲单玉堂先生，北京中医学院针灸名家，著有《伤寒论针灸配穴选注》）当时患肺心病住院，病情发展出现肾积水，导尿失败，其中一位名老提出用麝香外敷肚脐，借其芳香开窍之力或许有效，于是院方派人去山西讨回一点上好的麝香给父亲用上，果然尿液点滴而出，可是也就这样了，终未能解决问题。

　　父亲病情在恶化，高烧、神智昏迷、大小便闭塞不通，已出现心衰合并肾功能不全。院方邀请北京中医学院的六位名老中医（包括董建华、王绵之、我老师刘渡舟、胡希恕、赵绍琴、杨甲三）会诊，有位名老提出心衰合并肾功能不全当以扶正为主，先保心肾控制住病情。

　　84 岁的胡老诊完舌象脉象后，提出一个与众人截然不同的"峻剂攻下"法并处方案，还说："小大不利治其标"，必须先解决大小便问题——这就是救人，态度非常果断。众名老念其年事最高，便都依了。但大家都捏着一把汗。服药到第二天，奇迹发生了：大便五次，开始排尿。到第五天，尿量已达正常，肾积水消失，父亲开始下地活动……

后来刘渡舟老在胡老著作的序言中写道："每当在病房会诊，群贤齐集，高手如云，惟先生能独排众议，不但辨证准确无误，而且立方遣药，虽寥寥几味，看之无奇，但效果非凡，常出人意外，此皆得力于仲景之学也。"

就这样，一周后父亲出院了。为表达谢意，父亲准备了两瓶茅台酒让我送给胡老。老人家那会儿住在东直门医院宿舍——一个小两居室，采光也不太好。

记得那是一个午后，大约3点半的时间，估计老人家午睡已醒，我携礼登门致谢。胡老连连摆手说："你父亲就是太客气，没这个必要嘛！"我说这是家父的一点心意，还请胡老笑纳。

落座后，我见桌子上摆着围棋盘还有布局的棋子，便问胡老："您在跟谁下棋？"胡师母在一旁回答："他是自己跟自己下。"

有这等下法？我感到奇怪。

胡老问我会下围棋吗？

我说只学了一点点，谈不上会。

胡老说：祖宗发明的围棋不仅是娱乐，也是医生看病不同阶段的一种演示，我自己跟自己下，考虑的是用药如用兵，怎么开局、怎么落子、布阵，这里头辗转腾挪，显尽机巧，是为轻灵一路；另一面，走坚实一路，步步为营，渐展威风。棋局经常会纷繁缭乱，但心绝不能乱。看病如下围棋，要有识有胆，胆识俱备。

我痴痴地听着，这不就是陆游所说的"工夫在诗外"吗！

当胡老了解到我在学中医时，便说：我现在每周末给内科医生们还有留学生讲《伤寒论》，你如果愿意，就来听听吧。我跟他们说一声就是了。

于是我每周末去听胡老讲课，带一个日本产的松下"板砖式"录音机，连听带录，回到家就整理笔记——整整记录两大本，这真是我意料之外的又一大收获！

胡老的传授让我实实在在地学会了"读经典"的思维方法，知道什么叫"读书"了。如此坚持了一年，直到1983年夏秋之交，胡老病重住院为止。

胡老先生密切结合临床讲解《伤寒论》，每发真知灼见，我时有振聋发聩之感！老人家已近85岁高龄，但思维敏捷，颇有口才。讲《伤寒论》的篇章结构，气势高屋建瓴；而具体到每一条，甚至每一个字，又毫发毕现，细致入微。真的太精彩了！

试举一例：

《伤寒论》第31条：太阳病，项背强几几，无汗恶风，葛根汤主之。

译成白话就是：感冒出现的表证，如果出现脖颈后背发僵不舒展，加上没有汗、怕风的症状，用葛根汤治疗。

就这17个字，胡老讲：葛根汤的组成即桂枝汤加麻黄、葛根，为何以葛根名汤？是张仲景为了突出"项背强"这一主要症状，再从葛根汤的用量上，葛根四两，麻黄三两，桂枝二两，依次主治项背强几几、无汗、恶风，与经文先后顺序一致。这是一层意思。

第二层意思：冠以"太阳病"是提醒医家此病还处在感冒的表证阶段，类型可以是"伤寒"，也可以是"中风"。但太阳病见"恶风"，又颇像桂枝证，然桂枝证是"汗出"，此是"无汗"，何意？本条经文以"恶风"代替太阳病的恶寒，反映出表证有化热苗头（风为阳邪），但尚未形成热象。

第三层意思：无汗与恶风相连，含义深邃，这是表证渐趋化热的动态描述。同时，首揭"太阳病"，煞尾用"葛根汤主之"，恰是太阳病将入阳明病（或者阳明里证外合太阳表证）的一个过渡阶段。

总之，张仲景这 17 个字告诉医者：此三个症状，"项背强"是为突出主证而设，故列为一；"无汗"反映出病起于"伤寒"或者说属麻黄证，但病势在变化，已渐渐失去表"寒"之典型征象，而出现化热之"恶风"，想必张仲景在此动了一番脑筋，故起首曰"太阳病"，而不曰"伤寒"。这是经文的含义。

运用到临床上，大凡项背僵直不柔和的病人，如颈椎病、颈性头痛、眩晕、背痛等，都可以考虑用葛根汤为主加减治疗……

一部《伤寒论》，398 条，基本上条条如此，老人家就是这样讲的。

胡老才华横溢，一专多能。早年毕业于北京通才商业专门学校（即北京交通大学前身），后担任哈尔滨市电力公司会计股股长，市政局公署营业股股长。还在辽宁省立中学担任过英文教师。日本侵略中国，他拒绝为日本人服务，于 1936 年逃到北京，凭借早年拜师学的中医，于解放初期，与陈慎吾等名医共同办学，传授中医学术，填补了这一阶段我国中医教育史的空白。

胡老一生淡泊名利，治学非常审慎，他的大量医学手稿总是根据临床所得一遍又一遍地反复修改，生前没有出版过一本论著。然而唯一在 60 年代发表的一篇题为《伤寒的六经论治与八纲的关系》的论文，给了医学界一个不小的震动，人民日报给予高度评价，认为是解决了"历代医家缺乏论述的难题"。

胡老于 1984 年初春病逝。

在他病逝十五年后，他的大量手稿由老人家的弟子们陆续整理出版问世，他的独特又自成体系的学术观点大大震撼着中医界。

门里人都知道，在中医四部古典医著中，《伤寒论》是最硬最难啃的一块骨头，它是衡量一个中医水平能力的一把尺子。自宋金成无己首开其端为《伤寒论》作注解以降，历代医家趋之若鹜，大致分类有三：维护旧论派、错简重订派、辨证论治派。据粗略统计，为《伤寒论》作注解者，不下 500 家。从学术繁荣的角度看，可以说蔚为大观。但从临床学以致用的角度看，则大失仲景本意。使一部活泼泼的《伤寒论》变得扑朔迷离，雾障重重。

我们都说中医的精神实质在于辨证论治，如果不能将《伤寒杂病论》有效地应用于临床，那么中医就彻底失去了它的阵地，辨证论治四个字就是形同虚设的空架子。

胡老在病逝二十八年后，又被中医界同道缅怀并造势宣传，除了证明老人家学术上的货真价实外，也凸显出胡老的理论勇气和中医教育家的过人才华。他对《伤寒杂病论》的深透领悟，并建立起自成体系的学术思想，不能不说是对仲景学说的历史性贡献。

比如中医的脉学，自晋朝太医令王叔和的《脉经》问世以来，历代奉为圭臬，迨至明朝李时珍父子《濒湖脉学》问世，虽以四言诀、七言诀的形式易学易诵，朗朗上口，但与临床脱节，壅赘繁琐，较之仲景脉学已属南辕北辙。胡老在研究《伤寒论》的同时，结合数十年的丰富临床经验，认真系统地研究了张仲景脉法，撰写出《脉学概论》一稿，老人家秉长沙遗风（注：张仲景曾做过长沙太守），返博为约，执简驭繁，质朴实用，惟求实效，同时又有很强的理论性、思辨性。他身在学院，却没有学院派的某些陈腐气，而是推陈出新，别开生面而鹤立鸡群。有学者甚至评价为：胡希恕先生是继清朝伤寒大家柯韵伯之后 200 年来，又一位有着独特理论体系的伤寒界经方大家。

如果说刘老（刘渡舟）在学术上使他的学生脱俗变质、由石变玉的话，那么胡老（胡希恕）则是把这玉雕琢成器。两位中国现代的伤寒大家是我终生缅怀的恩师！

编者按：胡希恕（1898.3 ~ 1984.3），中国现代杰出的经方临床家、思想家、教育家。作为"谨守病机派"的代表，胡希恕先生与"脏腑经络派"的代表刘渡舟先生、"方证药证派"的代表叶橘泉先生，构成中国现代伤寒学术史上的三座高峰。胡希恕先生谨守"六经、八纲、方证"三个层次的病机，通解《伤寒》、《金匮》、《温病》，以临床疗效卓著而广受赞誉。

本文选自《伤寒温病：燕京医学四流派》（王国玮主编，中国中医药出版社出版）

7

震撼经方界：胡希恕讲辨证施治概要

·作者：胡希恕·

编者按

今天，南京中医药大学的同学发来"我的悦读中医：不放逸、不抱怨，从21天开始"的倡议呼应。

对于所有参加"21天分享"的同学（每天把自己的分享文字，发到"悦读中医订阅号"，至少21天）可申请获赠"经方医学互动问答课程"。

下面，就是大家期待的"悦读中医"精彩文章。如果觉得很棒的话，请您向最好的朋友"分享喜悦"。

冯世纶（胡希恕亲传弟子、中日友好医院教授）按：

本文是胡希恕先生在 1978 年 6 月 28 日学术报告的讲稿精要。此虽是一次学术讲座，它实际是胡老一生研究、教授《伤寒论》的高度概括总结，代表了胡老研究《伤寒论》的主要成果，反映了胡老的主要学术观点。

为了方便读者对胡老的学术思想进行解读，我们邀请胡希恕先生的再传弟子刘观涛，为胡老的这篇讲稿增加按语。

辨证施治既然是来自于实践，肯定它是客观存在的自然规律。以是过去用之有验，现在用之也验，将来用之必然还验，这是无争的事实。不过时至今日，这种辨证施治的方式方法，仍然沉睡在仲景的著作中，还没有人如实地把它揭示出来。惟其如此，也就不可能更进一步探究其精神实质了，本篇是对此作个探讨的尝试。

一、论六经与八纲

《伤寒论》以六经分篇，后世注家因有六经之辨只限于伤寒的说法。其实六经即来自于八纲，乃万病的总纲，为便于说明，以下先从八纲谈起。

八纲是指表、里、阴、阳、寒、热、虚、实而言。

刘观涛按：胡希恕先生在指导日本留学生的录音中说："大家说的八纲，也不是我那个说法"。笔者认为：胡老所云八纲之中，"虚实"已经包含"气血津液"，"表里"已经包含"脏腑经络"，并非现行教材"不言气血津液、脏腑经络"的八纲定义。

其实表、里之中还应有半表半里，按数来论，本来是九纲，由于言表、里，即括有半表半里在内的意思，故习惯常简称之为八纲。

刘观涛按：对于半表半里，中医学术界有所争论，有人认为存在半表半里，有人认为不存在半表半里。笔者认为：不管如何争论，各家均公认少阳证的存在，所以，也可把"少阳证"作为里证的一种特殊情况，亦未尝不可。

今依次说明于下：

表、里和半表半里

表指体表，即由皮肤、肌肉、筋骨等所组成的机体外在躯壳，则谓为表。若病邪集中反应于此体部时，即称之为表证。

里指人体的极里，即由食道、小肠、大肠等所组成的消化管道，则谓为里。若病邪集中反应于此体部时，即称之为里证。

半表半里指表之内、里之外，即胸腹两大腔间，为诸脏器所在之地，则谓为半表半里。若病邪集中反应于此体部时，即称之为半表半里证。

总之，表、里、半表半里三者，为固定的病位反应，即是说，不论什么病，就其病位的反应来说，或为表，或为里，或为半表半里，虽亦有时其中二者或三者同时出现，但绝不出三者之外。

这里必须指出：这里所说的病位，是指病邪反应的病位，不要误认为是病变所在的病位。就是说，即使病变在里，但病邪集中反映于表位，即称之为表证，抑或称之为邪在表或病在表。反之，虽病变、病灶在表，但病邪集中反映于里位，即称之为里证，抑或称之为邪在里或病在里。余则同此，不再赘述。

刘观涛按： 对于里证的定义，胡老在此特指"最典型的里证"——人体的极里，即由食道、小肠、大肠等所组成的消化管道。胡老把"非表证、非最典型的里证"统统归入了半表半里。比如，胡老将阳性的栀子豉汤、阴性的芎归胶艾汤都归入半表半里。

笔者认为：鉴于当代教科书通常把少阳病（以小柴胡汤证、四逆散证等为代表）作为半表半里的代名词，故为了读者的学习方便，不妨把"非表证、非少阳病"均视为里证，甚至把少阳病亦作为里证的特殊情况。笔者所界定的"少阳病（半表半里）"定义为：病位："在里之孔窍"（口腔、咽喉、眼睛、耳朵、鼻子等通常所云"既不纯在表也不纯在里"，即成无己所谓"半表半里"）；或"在里之少阳经"（胸胁/胁下、头侧等）。此时，病性既可以为纯实无虚，也可以为"虚实错杂偏实"。

我们也可将阳性的栀子豉汤、阴性的芎归胶艾汤都视为里证，栀子豉汤是里阳证阳明病，芎归胶艾汤是里阴证太阴病（事实上，胡老的亲传弟子冯世纶教授就这样归类，因为这种归类更方便深受当代中医教材影响的读者群体）。如此而言，仍然符合胡希恕先生的学术思想："不论什么病，就其病位的反应来说，或为表，或为里，或为半表半里，绝不出三者之外"。

阴和阳

阴即阴性，阳即阳性的意思。人若患了病，未有不影响机体机能的改变，尤其首先是代谢机能的改变。而其改变，不是较正常为太过，便是较正常为不及。

如其太过，则患病的机体亦必相应要有亢进的、发扬的、兴奋的等这类太过的病征反映出来，即称之为阳证。

如其不及，则患病的机体亦必相应要有衰退的、消沉的、抑制的等这类不及的病征反映出来，即称之为阴证。

故疾病虽极复杂多变，但概言其为证，不为阴，便为阳。

寒和热

从症状的性状分类则有寒热之分，寒即寒性，热即热性的意思。若患病的机体反应为寒性的证候者，即称之为寒证。

反之，若患病的机体反应为热性的证候者，即称之为热证。

基于以上阴阳的说明，则寒为不及，当亦阴之属，故寒者亦必阴；热为太过，当亦阳之属，故热者亦必阳。

不过这里要特别指出，寒热是一具有特性的阴阳，故若泛言阴，则不一定必寒；若泛言阳，则不一定必热。故病有不寒不热者，但绝无不阴不阳者。

虚和实

虚指人虚、正气虚，实指病实、邪气实。

病还未解而人的精力、正气已有所不支，机体的反应显示出一派虚衰的形象者，即称之为虚证。

病势在进而人的精力、正气并亦不虚，机体的反应显示出一派充实的病证者，即称之为实证。

基于以上的说明，则虚实当亦和寒热一样，同是一种具有特性的阴阳。

不过寒热有常，而虚实无常。寒热有常者，即如上述，寒者必阴，热者必阳，在任何情况下永无变异之谓。但虚实则不然，当其与寒热交错互见时，则即反其阴阳，故谓为无常。即如虚而寒者，当然为阴，但虚而热者，反而为阳；实而热者，当然为阳，但实而寒者，反而为阴。

刘观涛按：对于"阴阳"的界定，何为"阳"？何为"阴"？在中医临床界有所争议。

一派是以寒热定阴阳，热则必为阳证，寒则必为阴证，胡希恕先生即持此观点。

一派是以虚实定阴阳，实则必为阳证，虚则必为阴证。

虽然各方均公认实热为阳、虚寒为阴，但对于非典型的实寒、虚热，到底属阴，还是属阳？两种分类方法有不同的结果：

一派是以"寒热"而作最后的裁决，则实寒为阴、虚热属阳，胡希恕先生即持此观点。

一派是以"虚实"而作最后的裁决，则实寒为阳、虚热属阴。

笔者对两种方式做过反复体验，发现不分优劣，无有高下。各有其利，亦各有其弊。建议读者根据自己的偏好而选择。

以是则所谓阳证，可有或热、或实、或亦热亦实、或不热不实、或热而虚者。

则所谓阴证，可有或寒、或虚、或亦寒亦虚、或不寒不虚、或寒而实者。

阴、阳、虚、实、寒、热关系可由表1明之：

表1　阴阳虚实寒热关系表

阳　　　证					阴　　　证				
名　　称	阳	寒	热	虚	实	名　　称	阴	寒	热	虚	实
阳　证	☆					阴　证	★				
阳 热 证	☆		☆			阴 寒 证	★	★			
阳 实 证	☆				☆	阴 虚 证	★			★	
阳实热证	☆		☆		☆	阴虚寒证	★	★		★	
阳虚热证	☆		☆	☆		阴实寒证	★	★			★

刘观涛按：为让读者更加便捷地理解胡老所绘表格，我自绘如下表格，或许能便于读者更好学习掌握胡老的学术思路，仅供参考：

阳证（热为阳）		阴证（寒为阴）	
热证 （或实或虚之热证）	实热证	寒证 （或虚或实之寒证）	虚寒证
	虚热证		实寒证
实证 （非寒非热之实证）	气滞	虚证 （非寒非热之虚证）	气虚
	血瘀		血虚
	水湿痰饮食积		津液虚

特别说明的是，笔者在 2003 年初次阅读《百年百名中医临床家胡希恕》之时，对胡老所说的如下地方颇为费解：

阳证，可有……不热不实；阴证，可有……不寒不虚。

后经仔细分析，作如下理解便可豁然贯通：

阳证，可有……不热（非寒非热之气滞、血瘀、水湿痰饮食积）不实（虚热）；

阴证，可有……不寒（非寒非热之气虚、血虚、津液虚）不虚（实寒）。

六经是指太阳、阳明、少阳的三阳，和少阴、太阴、厥阴的三阴而言。

《伤寒论》虽称之为病，其实即是证，而且是来自于八纲。兹先就其相互关系述之于下。

基于以上八纲的说明，则所谓表、里、半表半里三者，均属病位的反映。则所谓阴、阳、寒、热、虚、实六者，均属病情的反映。

临床实践说明，病情必反映于病位，而病位亦必因有病情的反映而反应，故无病情则亦无病位，无病位则亦无病情。

以是则所谓表、里、半表半里等证，同时都必伴有或阴、或阳、或寒、或热、或虚、或实的为证反应。同理，则所谓阴、阳、寒、热、虚、实等证，同时亦都必伴有或表、或里、或半表半里的为证反应。

由于寒、热、虚、实从属于阴阳（见表 1），故无论表、里、或半表半里的病位上，均当有阴阳两类不同为证反应，这样三而二之为六，即病见之于证的六种基本类型，亦即所谓六经者是也。其相互关系如表 2 所示。

表 2　六经与八纲

六　经	八　纲	
	病　位	病　情
太　阳	表	
阳　明	里	阳
少　阳	半表半里	
太　阴	里	
少　阴	表	阴
厥　阴	半表半里	

　　由上表可看出，六经的实质即是表、里、半表半里、三阳、三阴的六类证型。可能古人未明其来源真相，或以为与经络有关，因冠之以经络名称，遂称之为六经。然此确实是错了，反复分析仲景全书，贯穿着八纲辨证精神，对此当已有所认识，但仍沿用六经以名篇，又未免美中不足。六经辨证实即八纲辨证，六经名称本来可废，不过本文是通过仲景书的阐明，为便于读者对照研究，因并存之。

　　刘观涛按：胡希恕先生对于六经的定义，与现行《伤寒论》教材略有差异：

　　胡老定义的"太阴病（在里之阴性病）"，大致相当于传统教材中的"太阴病（局部中焦之阴性病）与少阴病（全身心肾之阴性病）"；胡老定义的"少阴病（在表之阴性病）"，大致相当于传统教材中的"太少两感"（太阳病＋少阴病）。其他，则和传统教材体系大致相同。

　　如以上所述，病之见于证，必有病位，复有病情，故八纲只具抽象，而六经乃有定型，因此《伤寒论》于各篇均有概括的提纲，今照录原文，并略加注语如下。

第 1 条（《伤寒论》赵开美本序号，以下同）："太阳之为病，脉浮，头项强痛而恶寒。"

注解：太阳病，即表阳证，它是以脉浮、头项强痛而恶寒等一系列的证候为特征的，即是说，无论什么病，若见有以上一系列的证候者，即可确断为太阳病，便不会错误。

按：这里应当注意到，太阳病的提纲是以临床证候为据，不是以经络走向、分布为据，更与肺主之表无关系。

第 180 条："阳明之为病，胃家实是也。"

注解：阳明病，即里阳证。胃家实，指病邪充实于胃肠之里，按之硬满而有抵抗和压痛的意思。胃家实为阳明病的特征，故凡病胃家实者，即可确断为阳明病。

按：阳明病也是以证候为提纲，不是以经络为提纲。更突出的是，提纲强调胃家实，而脏腑经络的阳明病要包括胃家虚、胃家寒等。

第 263 条："少阳之为病，口苦、咽干、目眩也。"

注解：少阳病，即半表半里的阳证，它是以口苦、咽干、目眩等一系列证候为特征的，凡病见此特征者，即可确断为少阳病。

按：口苦、咽干、目眩，可以是肝胆病的部分症状，但作为半表半里阳证，它有广泛的概括意义，咽炎、肺炎、胃肠炎等急慢性病常出现此类证候。

第 273 条："太阴之为病，腹满而吐，食不下，自利益甚，时腹自痛，若下之，必胸下结硬。"

注解：太阴病，即里阴证。它是以腹满而吐、食不下、自利益甚、时腹自痛等一系列的证候为特征的，凡病见此特征者，即可确断为太阴病。此腹满为虚满，与阳明病的胃家实满有别，若误为实满而下之，则必致胸下结硬之变。

第281条："少阴之为病，脉微细，但欲寐也。"

注解：少阴病，即表阴证。这是对照太阳病说的，意思是说，若太阳病而脉微细，并其人但欲寐者，即可确断为少阴病。

第326条："厥阴之为病，消渴，气上撞心，心中痛热，饥而不欲食，食则吐蛔，下之利不止。"

注解：厥阴病，即半表半里阴证。它是以消渴、气上撞心、心中疼热、饥而不欲食、食则吐蛔等一系列证候为特征的，凡病见此特征者，即可确断为厥阴病。半表半里证不可下，尤其是阴证更不可下，若不慎而误下之，则必致下利不止之祸。

以上注解，只就原文略明其大意，如参照分论各章仔细研读，自可明了。

表里相传和阴阳转变

在疾病发展过程中，病常自表传入于里、或半表半里，或自半表半里传入于里，或自表传入于半表半里而再传入于里。凡此种种，均谓为表里相传。

病本是阳证，而后转变为阴证；或病本是阴证，而后转变为阳证，此即谓阴阳转变。

并病和合病

病当表里相传时，若前证未罢而后证即见，有似前证并于后证而发病，故谓为并病。如太阳、阳明并病，少阳、阳明并病等均属之。

若不因病传，于初发病时，二者或三者同时出现，有似合在一起而发病，故谓为合病，如太阳、阳明合病，三阳合病等均属之。

六经八纲辨证的顺序

关于六经八纲，已略述如前，兹再顺便谈一谈有关它们辨证的顺序问题。病之见于证，必有病位，复有病情。故八纲虽为辨证的基础，但辨证宜从六经始，《伤寒论》以六经分篇就是这个道理。六经既辨，则表里别而阴阳判，然后再进行寒热虚实的分析，以明确阴阳的实情（参考表2），至此六经八纲则俱无隐情了。

> **刘观涛按：** 为方便读者学习，胡老提出了辨证论治的顺序，先辨六经、再辨八纲（含气血津液、脏腑经络）、后辨方证。笔者认为：作为辨证论治的三条路径，六经、八纲、方证，从哪条路径进入辨证之门均可，不必拘泥于先后顺序。但无论从哪条路径入门，均要对三条路径全部考虑，互参互校，才能使得辨证尽可能精准无误。

二、治则简介

此所谓治则，即通过六经八纲辨证的施治准则，今分述如下。

太阳病： 由于病在表，宜发汗，不可吐、下，如桂枝汤、麻黄汤、葛根汤等，均属太阳病的发汗法剂。

少阴病： 此与太阳病虽均属表证而宜汗解，但发汗必须配伍附子、细辛等温性亢奋药，如桂枝加附子汤、麻黄附子甘草汤、麻黄附子细辛汤等，均属少阴病的发汗法剂。

阳明病： 热结于里而胃家实者，宜下之；但热而不实者，宜清热。下剂如承气汤，清热如白虎汤。若胸中实者，则宜吐，不可下，吐剂如瓜蒂散。

太阴病：里虚且寒，只宜温补，汗、下、吐均当禁用。如理中汤、四逆汤等，均属太阴病的温补法剂。

少阳病：半表半里证，法宜和解，汗、吐、下均非所宜。如柴胡剂、黄芩汤等，均属少阳病的解热和剂。

厥阴病：此虽亦属半表半里证而宜和解，但须和之以温性强壮药。如当归四逆汤、乌梅丸等均属之。

寒者热之，热者寒之

寒者热之者，谓寒证，治宜温热药以驱其寒。如以干姜、附子、乌头等之配剂，均属温热驱寒药。

热者寒之者，谓热证，治宜寒凉药以除其热，如以栀子、黄芩、黄连、石膏等之配剂，均属寒凉除热药。

虚者补之，实者攻之

虚者补之者，谓虚证，宜用强壮药以补益其不足，汗、吐、下等法均当严禁，如炙甘草汤、建中汤、肾气丸等，均属补虚剂。

实者攻之者，谓实证宜以汗、吐、下等法彻底攻除其病邪，如麻黄汤、承气汤等，均属攻实剂。

三、论方证

六经和八纲虽然是辨证的基础，并于此基础上即可制定施治的准则，不过若说临床实际的应用，这还是远远不够的。例如太阳病依法当发汗，但发汗的方剂很多，是否任取一种发汗药，即可用之有验呢？我们的答复是：不行！绝对不行。因为中医辨证不只是辨六经和八纲而已，而更重要的是，还要通过它们再辨方药的适应证。

太阳病当然须发汗，但发汗必须选用适应整体情况的方药。如更具体地讲，即于太阳病的特征之外，同时还要详审其他一切情况，来选用全面适应的发汗药，这才可能取得预期的疗效。

如太阳病，若同时出现头痛、发热、汗出、恶风者，则宜与桂枝汤；

若同时出现头痛、发热、身痛、腰痛、骨节疼痛、恶风、无汗而喘者，则宜与麻黄汤；

若同时出现项背强几几、无汗、恶风者，则宜与葛根汤；

若同时出现脉浮紧、发热、恶寒、身疼痛、不汗出而烦躁者，则宜与大青龙汤……

以上诸方虽均属太阳病的发汗法剂，但各有其不同的适应证，若用得其反，不但无益反更有害。

方剂的适应证，即简称之为方证，某方的适应证，即称之为某方证，如桂枝汤证、麻黄汤证、柴胡汤证、白虎汤证、承气汤证等。

方证是六经八纲辨证的继续，亦即辨证的尖端，中医治病有无疗效，其主要关键就在于方证是否辨得正确。如众所周知，农村常有以家藏秘方专治某病的医生，虽于辨证施治毫无所知，但于其秘方的应用确心中有数，因而往往有验。又如即使中医辨证的说法纷歧，而所以各有一定疗效者，亦是这个道理。不过读者于此必须注意，凡是有验方剂，无论用者知与不知，若分析其主治（即方证），则均属于六经八纲的细目，这是可以断言的。至于方证之辨，于此不赘。

四、有关辨证施治精神的实质探讨

辨六经，析八纲，再辨方证，以至施行适方的治疗，此即辨证施治一整套的方法体系，有如以上所述。不过这种治病方法的精神实质是什么？还有待进一步探讨。

基于前之六经八纲的说明，可得出这样的结论：即不论什么病，而患病机体的反应，在病位则不出于表、里、半表半里，在病情则不出于阴、阳、寒、热、虚、实，在类型则不出于三阳三阴。验之于临证实践，这都是屡经屡见的事实。

以是可知，则所谓六经八纲者，实不外是患病机体一般的规律反映。中医辨证即以它们为纲，中医施治，亦是通过它们而制定施治的准则。故可肯定地说，中医的辨证施治，其主要精神，是于患病机体一般的规律反应的基础上，讲求疾病的通治方法。

为了便于读者理解，兹以太阳病为例释之如下。如前所述，太阳病并不是一种个别的病，而是以脉浮、头项强痛而恶寒等一系列的证候为特征的一般的证。有如感冒、流感、肺炎、伤寒、麻疹等等，于初发病时，经常发作这样太阳病之证，中医即依治太阳病的发汗方法治之，则不论原发的是什么病，均可给以彻底治愈。

试想，以基本不同的各种病，而竟都发作太阳病这样相同的证，这不是患病机体一般的规律反应是什么？依治太阳病证的同一发汗方法，而能治愈各种基本不同的病，这不是于患病机体一般的规律反应的基础上，而讲求疾病的通治方法，又是什么呢？

再就方证的说明来看，对于六经八纲治则的执行，势必遵循适应整体用药的严格要求，显而易见，则中医的辨证施治还存在有适应整体治疗的另一精神。也就是说，中医辨证施治，虽然是于患病机体一般的规律反应的基础上，讲求疾病的通治方法，但同时必须在适应整体的情况下施行之。

若为中医辨证施治下一个简明的定义，那就是：于患病机体一般的规律反应的基础上，而适应整体、讲求疾病的通治方法。众所周知，中医以一方常治多种病，而一种病常须多方治疗，即这种治疗精神的有力证明。

对于辨证施治的精神，虽如上述，但它究竟治疗疾病的实质是什么？这一本质的问题还未明确，因而也就无从知其所以有验的道理。解答这个问题，只有弄清患病机体之何以会有六经八纲这样一般的规律反应才行。

基于唯物辩证法"外因是变化的条件，内因是变化的依据，外因通过内因而起作用"这一普遍真理，则患病机体之所以有六经八纲这样一般的规律反应，其主要原因，当亦不是由于疾病的外在刺激，而是由于机体抗御疾病机制的内在作用。

众所周知，冬时天寒则多溺，夏时天热则多汗，假如反其道而行之，人于夏时当不胜其热，而于冬时将不胜其寒，此皆机体抗御外来刺激的妙机。若疾病的侵害，则远非天时的寒热所能比，机体自有良能以抗御之，又何待言！中医谓为正邪交争者，意即指此，屡有不治即愈的病，均不外于正胜邪却的结果。不过往往由于自然良能的有限，机体虽不断斗争，而病终不得解，于是则正邪相拒的情况，亦随时以证的形式反映出来。

如所谓表证，即机体欲借发汗的机转，自体表以解除其病的反应。

如所谓里证，即机体欲借排便或涌吐的机转，自消化管道以解除其病的反应。

如所谓半表半里证，即机体欲借诸脏器的功能协力，自呼吸、大小便、出汗等方面以解除其病的反应。

此为基于机体的自然结构，势所必然的对病斗争的有限方式，以是则表、里、半表半里便规定了凡病不逾的病位反应。

若机体的机能旺盛，则就有阳性的一类证反映于病位；若机体的机能沉衰，则就有阴性的一类证反映于病位。

一句话，疾病刺激于机体，机体即应之以斗争，疾病不除，斗争不已，因是则六经八纲便永续无间地而见于疾病的全过程，成为凡病不逾的一般的规律反应。

古人于此早就有明确的认识，以下介绍有关论说，以供参考。

《素问·评热病论》曰："今邪气交争于骨肉，而得汗出者，是邪却而精胜也。精胜则当能食，而不复热。复热者，邪气也。汗者，精气也。今汗出而辄复热者，是邪胜也；不能食者，精无俾也；病而留者，其寿可立而倾也"。

注解：此段大意是说，今邪气与精气正交争于体表的骨肉间，此原是机体欲借以发汗的机转而解除病邪，故一般说来能得汗出者，大都是病邪却而精气胜。精气来自谷气，化生于胃，如果精气真胜，则其人当能食。邪气使人发热，如果邪气真却，则必不复热。若复热，为邪气还在，汗出，为精气外越。今汗出而还发热，显系邪胜而精亡，而不得谓为邪却而精胜也。若更不能食，则精气断绝而病独留，故不免于死。

《伤寒论》第9条："血弱气尽，腠理开，邪气因入，与正气相搏，结于胁下。正邪分争，往来寒热，休作有时，嘿嘿不欲饮食，脏腑相连，其痛必下，邪高痛下，故使呕也，小柴胡汤主之。"

注解：伤寒初作，则邪气与精气交争于骨肉，即太阳病在表的一般病理过程。若精气已不足拒邪于外，则退而卫于内。以是则体表的血弱气尽，腠理遂不密而开，邪乃乘虚入于半表半里，与正气相搏，结于胁下，因而胸胁苦满，这就进入少阳病的病理阶段了。正邪纷争，即正邪相拒的意思。正进邪退，病近于表则恶寒；邪进正退，病近于里则恶热，故往来寒热。纷争时则寒热作，否则寒热亦暂息，故休作有时。热邪郁集于胸胁，故嘿嘿不欲饮食。胸胁之处，上有心肺，旁及肝脾，下接胃肠，故谓脏腑相连。邪热激动胃肠中的水气，则腹痛。邪高于胸胁之上，而痛在胃肠之下，故使其人欲呕。此宜小柴胡汤主之。

按：以上《内经·素问》一段虽是论述阴阳交的死证，但与表证时机体欲汗的抗病机制同理，尤其对或精胜或邪胜的阐述，均颇精详。《伤寒论》一段，是说太阳病自表传入半表半里，亦由于机体抗病机制的改变所致。古人对于疾病的体验，达到如此精深境界，正所谓实践出真知也。

六经八纲的来历既明，对照前述的治则，显而易见中医的辨证施治，恰为适应机体抗病机制的一种原因疗法，其所以有验自非偶然。为证明所言非虚，再以太阳病证为例释之。如前所述，太阳病是以脉浮、头项强痛而恶寒等一系列证候为特征的，今就这些证候分析如下。

脉浮：这是由于浅在动脉的血液充盈所致。

头项强痛：因为上体部血液充盈的程度为更甚，故在上的头项体部，更感有充胀和凝滞性的疼痛。

恶寒：体表的温度升高，加大了与外界气温的差距，故觉风寒来袭的可憎。

由于以上的证候分析，正足以说明机体已把大量体液和邪热，驱集于上半身广大的体表面，欲汗出而不得汗的一种情况。太阳病的治则是发汗，这不正是适应机体欲汗出的机制，而使达到汗出的原因疗法吗？

　　由以上可看出，适应机体的抗病机制的治疗，可以说是最理想的一种原因疗法，即号称进步的近代西医，恐亦不免认为是一种理想而已。但中医的辨证施治，其实质不是别的，而恰是这种最理想的治病方法，难道这在治疗学上，不是极可珍视的一大发明吗？

　　本文选自《伤寒论通俗讲话》（胡希恕著，中国中医药出版社出版）